APRENDE

de tu

HAMBRE
EMOCIONAL

y dile adiós a la dieta

APRENDE
de tu
HAMBRE
EMOCIONAL
y dile adiós a la dieta

....

Marisol Santillán

prólogo de **Anamar Orihuela**

VERGARA

El papel utilizado para la impresión de este libro ha sido fabricado a partir de madera
procedente de bosques y plantaciones gestionadas con los más altos estándares ambientales,
garantizando una explotación de los recursos sostenible con el medio ambiente y beneficiosa para las personas.

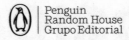

Aprende de tu hambre emocional y libérate de la dieta

Primera edición: marzo, 2022

D. R. © 2020, Marisol Santillán

D. R. © 2022, derechos de edición mundiales en lengua castellana:
Penguin Random House Grupo Editorial, S. A. de C. V.
Blvd. Miguel de Cervantes Saavedra núm. 301, 1er piso,
colonia Granada, alcaldía Miguel Hidalgo, C. P. 11520,
Ciudad de México

penguinlibros.com

ISBN: 978-607-381-118-7

Impreso en México – *Printed in Mexico*

ÍNDICE

CAPÍTULO 1
Cómo inició mi mala relación con la comida

CAPÍTULO 2
Hambre... ¿de qué?

CAPÍTULO 3
Cambiando mis creencias gordas

CAPÍTULO 4
Y, entonces, ¿quiénes tienen una sana relación
con la comida?

CAPÍTULO 5
Y... ¿las dietas?

CAPÍTULO 6
Como es mi vida es mi comida

CAPÍTULO 7
Aprende a tratarte con amor

CAPÍTULO 8
Nutre el bienestar de tu vida

CAPÍTULO 9
De fiestas, vacaciones y algo más

CAPÍTULO 10
Te deseo luz en tu camino

PRÓLOGO

Conocí a Marisol Santillán en el Instituto Humanista de Psicoterapia Gestalt (IHPG), la escuela donde ambas nos formamos como psicoterapeutas Gestalt. Recuerdo que nos acercamos y nos presentamos; ya habíamos escuchado la una de la otra, así que fue súper natural conocernos y reconocernos. La primera vez que comimos juntas compartimos tantas cosas que parecía como si fuéramos amigas de toda la vida. Yo estaba iniciando con el proyecto de mi libro *Más allá del sobrepeso*, por lo que quedamos que en cuanto terminara intercambiaríamos nuestros textos.

El día llegó, le entregué mi libro y ella me dio el suyo. En ese momento tuve la oportunidad de encontrarme con este trabajo: *Aprende de tu hambre emocional*. Leerlo me resultó muy interesante, además, amé la forma en la que Marisol comparte y proporciona herramientas prácticas para que las personas puedan mirarse y reconectarse con ellas mismas. Cuando me pidió prologar su texto, sentí un gran gusto, ya que creo profundamente en el material que tienes en tus manos y lo considero un gran instrumento de aprendizaje.

Siempre he pensado que sólo las personas que canalizamos nuestras hambres afectivas a través de la comida

11

sabemos lo que significa estar a dieta, imponernos límites y mirar lo que en verdad necesitamos. Combatir el sobrepeso no sólo es dejar de comer, es también toda una constelación de realidades psicológicas que habitan en nuestro interior y que se manifiestan físicamente como parte de nosotros por medio del peso.

En realidad, el sobrepeso es la imagen visible de toda una serie de lastres de vida, de emociones, de maneras en que nos acostumbramos a vivir e interpretar la vida, como si fuéramos burritos de carga que rescatan, permiten, apoyan, resuelven y permanecen de manera incondicional para las personas cuyo amor y aceptación nos son fundamentales.

Este libro permite entender y resolver de fondo esta manera *autoabusiva* de estar en la vida. Asimismo, nos dice que dejemos de pensar que somos personas poco confiables o que el sobrepeso sólo merece rechazo; por el contrario, nos plantea observarnos desde una mirada compasiva para comprender que comer no tiene que ver con lo que comes sino con cómo lo comes. Con este libro descubrirás cuál es el menú emocional que no has saciado, los tipos de hambre y cómo identificar el hambre emocional frente al hambre física.

Igualmente, notarás que mucho de lo que se refleja en la comida tiene que ver con cómo vivimos la vida, es decir, que no es únicamente un tema del cuerpo, ya que también está involucrada la forma en la que interpretamos lo que somos y lo que esperamos de lo que somos.

Por su parte, los ejercicios propuestos nos invitan a cuestionarnos y a observar de fondo aspectos que, de pronto, damos por hecho, como pararnos frente al espejo y mirarnos con otros ojos, o bien, descubrir o redescubrir al *yo* al que no le hemos dedicado una mirada de aceptación y respeto.

Considero que es fundamental que continuemos abordando los temas del sobrepeso a través de una perspectiva que se centre en lo que pasa en el interior de las personas. Ocupamos el segundo lugar de una lista de los diez países con más sobrepeso; esto nos habla de que necesitamos aprender de dicha cuestión para cambiar la problemática de salud que esto representa.

El hambre emocional no nos permite saciar nuestras verdaderas necesidades, pues nos sentamos a la mesa desde el vacío, el miedo, la angustia y la ansiedad. Comer con hambre emocional metaboliza lo que ingerimos como grasa y lentifica nuestra digestión. Por ello, es primordial que dejemos de comer con hambre emocional y descubramos un nuevo lugar donde sentarnos en la mesa, para que disfrutemos y seamos conscientes de lo que nos llevamos a la boca, para estar en sintonía con nuestro cuerpo.

Y justamente este libro te lleva a ser consciente, a dejar de dar por hecho y a hacerte frente a ti mismo para cuestionarte. Date el tiempo de vivirlo, de hacer los ejercicios que tiene y léelo haciendo el viaje hacia dentro. Las preguntas y reflexiones te irán llevando de la mano por esos lugares interiores que te harán descubrir y sanar aspectos que no te permiten elegir con claridad y libertad lo que te hace bien.

Como dice Marisol, dejemos de vivir la comida desde los extremos, desde la restricción o desde la compulsión, pues ambos son poco sanos y nos conducen a negar lo que realmente necesitamos. Debemos aprender a conectar con nuestro cuerpo para hallar ese equilibrio que nos lleve a respetarnos. El gran problema es que de alguna manera aprendimos —a través de nuestros padres, quienes nos enseñaron por medio de su ejemplo o por su trato— que nuestras necesidades estaban en último lugar y que debíamos tragarnos lo que sentíamos, o sea, aprendimos a desconectarnos de nosotros mismos. Y en los extremos está exactamente esto: autocastigo, soledad, vergüenza y culpa.

Merece la pena que dejes de sentir que el sobrepeso es una realidad en la que te encuentras atrapado, porque no es así. Esa realidad puede cambiar cuando la abordas desde la aceptación y la conciencia y olvidas el rechazo.

Es muy grato para mí recomendarte una lectura que pueda transformar de fondo tu relación con la comida y contigo mismo. Te aseguro que será el mejor tiempo invertido, será un espacio de reencuentro.

ANAMAR ORIHUELA

INTRODUCCIÓN

Un maravilloso viaje interior que me llevó al exterior y a encontrar mi pasión... ¿una casualidad o una causalidad?

Recuerdo que desde niña interrogaba a los adultos con preguntas que me ayudaran a comprender el porqué de las reacciones de la gente mayor. Cuestionaba, con mucha curiosidad, a mis padres sobre su infancia, y al escuchar sus relatos podía entender un poco más sobre mis abuelas, sus papás y cómo vivían en su familia; me parecían cuentos en los que yo era un personaje más. Era uno de mis momentos favoritos. Escuchar tantas anécdotas graciosas o dolorosas me permitía conocer la historia de mi familia.

En mi propia historia también había momentos graciosos y dolorosos que, a pesar de verlos con curiosidad, no alcanzaba a comprender, y lo mismo me sucedía con las reacciones que otros tenían conmigo y con las propias cuando me hacía daño a mí misma. Algunas de éstas las plasmé en este libro con lágrimas en los ojos, incluso a ratos me hacían dejar de escribir. Sin embargo, algo dentro de mí me decía que había un camino para estar en paz conmigo; y fue esta búsqueda la que me llevó a estudiar, por casualidad, el diplomado de Desarrollo Humano a los diecinueve años.

Entre más aprendía sobre el ser humano, más comprendía mis conductas y mis sentimientos; algo en mi interior se empezaba a acomodar. Al mismo tiempo, comenzaba a crecer el interés por saber más: mi personalidad curiosa tenía hambre de autoconocimiento. Deseaba quitarme el sobrepeso que tanto me estorbaba para ser feliz.

Durante muchos años, pensé que algo en mí estaba mal, que los kilos que forraban mi cuerpo eran una maldición y que mi forma de comer era una enfermedad. Quería descubrir el hilo negro detrás de mi gordura. Empecé a tomar terapia con una maestra del diplomado, quien nos platicó en las clases que había sufrido por su sobrepeso y que ahora ya no le parecía un problema. Ella me compartió el primer texto que leí sobre hambre emocional; eran unos apuntes hechos en máquina de escribir junto con la traducción de un libro que le había cambiado la vida. Con su acompañamiento en terapia y el diplomado, empecé a comprender el porqué de mi forma de comer y los kilos extras que se habían quedado en mi cuerpo. Al terminar el diplomado (luego de dos años), ¡sorpresa!, había empezado a bajar de peso y me sentía mucho más empática conmigo misma; los prejuicios habían empezado a transformarse.

Pero no paré ahí, seguí buscando respuestas sin olvidar la frase con la que recibí mi diploma y cerré un ciclo: "Quiero ayudar a otras niñas a que no vivan lo que yo he vivido con mi cuerpo y el sobrepeso".

Años más tarde, entré a estudiar psicoterapia Gestalt; pensaba que ser psicoterapeuta me daría las herramientas para cumplir mi sueño, así como para salvar a otras niñas de cargar tantos kilos de dolor al no sentirse merecedoras de aceptación, de reconocimiento o de amor por no tener un cuerpo delgado y por no poder controlar su alimentación. En el segundo semestre, una amiga me regaló las copias de un libro cuando se enteró de mi plan de vida. Al empezar a leerlo, descubrí otra casualidad: era el mismo libro del que mi terapeuta me había dado la traducción unos años antes (*Cuando la comida sustituye al amor*, de Geneen Roth).

Seguí preparándome como psicoterapeuta. En una de las clases teníamos que hacer un taller vivencial como trabajo final. Esta materia me llenaba de gozo, pues me permitía explorar, con juegos y actividades novedosas, lo más profundo del ser, pero sin violentarlo, ya que, desde el cuidado amoroso, inevitablemente llevaban a contactar con lo más profundo del ser. Este primer taller se convirtió en un parteaguas para mi labor de vida.

Cuando terminé esta especialización en terapia Gestalt, me quedó muy claro que para poder ayudar a las niñas tenía que empezar por sus mamás; el trabajo no sería sencillo, pero con la curiosidad que me mueve y las herramientas necesarias podría lograrlo. Mientras me convertía en madre de dos hermosas personitas, me permití estar para ellos al cien por ciento, así que dejé en pausa mi vida laboral y me dediqué a investigar más sobre el tema del sobrepeso y la forma de comer, además, estudié acerca de los Trastornos de la Conducta Alimentaria (TCA).

Poco a poco, la forma de mirar mi cuerpo había cambiado; aunque me aceptaba mucho más, seguía controlando mi apetito con dietas, licuados, pastillas y cualquier producto que prometiera mantenerme delgada. La lucha no había terminado del todo, así que me propuse hacer lo que nunca había hecho: reconciliarme con la comida.

Empecé a explorar lo que decían los libros, mis maestros y mis terapeutas, además de sentir, escuchar mis necesidades, contactar con mi cuerpo, responsabilizarme de mi salud, pero todo desde el amor y la empatía. Inicié un camino que me permitió estar en contacto con mi cuerpo e ir, poco a poco, cambiando aquellos hábitos que parecían un lastre doloroso. Quité todo lo viejo y conocido para **aprender del hambre emocional** y brindarle un sentido a mi vida.

Un año más tarde, descubrí que había bajado de peso sin hacer dieta, pero lo más satisfactorio era que los kilos de dolor ya no estaban en mí, ya no necesitaba cubrirme con sobrepeso: ahora podía mostrarme siendo yo misma, sin vergüenza y sin culpa.

Así, el proyecto tomó forma e hice mi primer taller con todo mi aprendizaje y con lo que me había funcionado para sanar mi relación con la comida, con mi cuerpo y con mis emociones. ¡Fue magia!

A casi quince años de este primer taller, he podido acompañar a muchas mujeres, hombres y padres de familia en la construcción de una vida más plena con su cuerpo para que escuchen la historia que el hambre emocional tiene que contarles sobre ellos mismos. Confío en que, de esta manera, muchas niñas no repitan mi historia, que sin duda es la historia de muchos.

No cabe duda que ha sido un viaje sorprendente, que inició en mi interior y terminó convirtiéndose en un sueño que me ha dado mucha satisfacción. Incluso lo he podido llevar a la televisión, a revistas, a la radio y al corazón de muchas personas. Hoy me sigo preguntando: ¿todo fue una casualidad?

Gracias por permitirme acompañarte en el camino que emprendes al leer este libro.

¡Buen viaje!
MARISOL SANTILLÁN

CAPÍTULO 1

~~~~~~~~~~

CÓMO INICIÓ MI MALA RELACIÓN
CON LA COMIDA

LOS TWINKIES Y YO

Todavía recuerdo aquella Navidad que marcó mis recuerdos. Año con año, mi mamá decoraba el árbol de un modo diferente y la mayoría de los adornos los hacía ella. Y ese año los hizo para mí; eran de Hello Kitty, ¡hermoso! A mi casa vendrían algunos tíos con mis primas, sería una Navidad estupenda. Recuerdo que el árbol era grande y una vez que colocábamos todos los regalos, era casi imposible entrar a la sala. Cuando por fin llegó la hora de abrirlos, a todas las primas, mi abuelita y mi tía nos regalaron unas zapatillas de princesa con tacón, algunas eran rosas o azules, y a mí me tocaron las rojas. Eran de plástico duro, hechas especialmente para niñas, tenían un resorte en el empeine que trituraba mi pie mientras esperaba sentada e impaciente que todos terminaran de abrir las cajas de colores. Nos levantamos y todas corrieron; quise ir tras ellas, pero al dar el primer paso ¡mi zapatilla se rompió! Aún me estremezco al revivir la escena.

—¿Estás bien? —preguntó mi tía Lupita de forma muy amorosa, como siempre.

—Sí, tía, ¡mi zapatilla se rompió!

Y no dije más.

Mi hermana se paró a ver la zapatilla y mi pie. Mi tío dijo que él la podía arreglar y muerto de risa hizo alusión a un comercial de televisión donde un niño, más gordo que yo, cabe mencionar, en un baño y envuelto en una toalla amarilla hacía una señal con las manos y decía "Ciérrale, ciérrale", para pedir que cuidáramos el agua. La escena fue humillante, no sabía qué hacer o si me dolía más mi tamaño o la vergüenza. Ni el hermoso árbol de Navidad podía quitarme ese sentimiento.

Pasaron tres meses.

No sé qué hora es, pero debo asegurarme de que mi mamá no esté. La busco por toda la casa y después voy al garaje para ver que no esté su coche. Me doy cuenta de que no está. Mis hermanos están ocupados en sus quehaceres. Bajo nuevamente a la cocina y abro con suavidad el refrigerador para que no me escuchen, busco el Quesito Mío que tanto me gusta, pero no hay. Esto de estar a dieta no me gusta y menos cuando recuerdo las palabras de mi mamá: "Ya no voy a comprar Quesito Mío ni crema chantillí porque engordan". ¡Claro! Reconozco con tristeza que se refería a mí, porque estoy gorda y a dieta.

Como todos los miércoles desde hace algunos meses, vamos en el coche rumbo a un lugar lleno de señoras, casi todas de la edad de mi mamá o más grandes. Estas reuniones son para que a las dos nos ayuden a bajar de peso. Ahí nos dan unas hojas de colores donde viene anotada la cantidad o el peso exacto de cada alimento que debemos comer. Mi parte favorita, la de los postres, es aburrida e insípida: sustituto de azúcar que sabe horrible, una cucharada de crema de cacahuate sobre un pan tostado y gelatina de dieta que, por cierto, sabe amarga. La dueña de la casa tiene una hija que es un año mayor que yo, somos las únicas niñas del grupo. Creo que se parece un poco a mí, aunque no sé quién está más gordita.

—¡Qué padre, hoy te van a partir un pastel de cumpleaños! Vamos a festejar a Kathia, ella cumplió diez años el domingo y tú, mañana —me dijo mi mamá muy emocionada.

No recuerdo si le contesté o no, pero sí recuerdo que, al llegar, lo primero que hicimos fue pasar a que nos cambiaran las hojitas de colores, pues dependiendo de cuánto habías bajado era el color de la nueva hoja de dieta. Después pasamos a un salón que estaba lleno de sillas, donde pacientemente esperamos el dictamen: recibir aplausos si habías bajado de peso o no. Me moría de miedo, la piel se me ponía de gallina, los ojos inquisidores de mi mamá decían que no podía ponerla en vergüenza. Tras el martirio, llegó la hora del pastel, no lo merecía, no había bajado de peso y aun así iban a festejarme. Una vela de nueve años anunciaba mi nueva edad, *Las mañanitas* fueron entonadas a todo pulmón por las señoras entusiastas, y yo sólo quería irme a casa. El pastel sabía a algo inimaginable: sin azúcar ni merengue ni relleno; no era un verdadero pastel, sólo le di una mordida. Kathia y yo nos fuimos a escondidas para tirarlo a la basura.

No me pueden ver buscando comida chatarra. En esta casa no hay nada rico por ningún lado. Me escabullo a la tiendita de la esquina y compro unos Twinkies de chocolate, unas papas adobadas, unos chupirules de vainilla y chocolate, y corro de regreso a mi cuarto. Busco la lámpara que me regaló mi papá, abro la puerta del clóset de las cobijas y saco dos muy pesadas, me meto con el corazón acelerado. Trato de apurarme para que nadie descubra mi escondite culposo; me tapo con las cobijas para que no se escuche cada vez que abro un paquetito. Las lágrimas se me escurren por las mejillas y se confunden con el sabor del miedo, del dolor de estar gorda y del chocolate. Si mi mamá se da cuenta me va a dejar de querer y se va a decepcionar otra vez. Después de un rato de perderme en mi comida y de llorar en silencio, ya muerta de calor, salgo de mi guarida y me percato de que me están buscando. Me gritan para que vaya al comedor y empiezo a escuchar *Las mañanitas*. ¡Me van a partir un pastel de verdad!

Y así empezó mi carrera entre perder y ganar kilos, y no sólo de peso sino también de emociones escondidas, de mirar mi panza en el espejo diciéndome mil insultos y de reclamarle a Dios por haberme hecho gorda. Pensaba que si tuviera el cuerpo de mi hermana que había modelado trajes de baño en Acapulco o el de mi otra hermana que amaba el ejercicio, a lo mejor así, mi mamá me amaría igual que a ellas y estaría orgullosa de sus tres hijas.

Hoy que empiezo a escribir este libro, mi corazón se siente apretado. No recuerdo que alguien me haya dicho un insulto más doloroso que los que yo me dije por años. Busqué que cada dieta me diera lo que me faltaba: aceptación, reconocimiento y belleza. Tenía la idea y la loca fantasía de que sólo las mujeres delgadas podían ser bonitas y que las mujeres bonitas merecían tenerlo todo: novios, diversión, amor y una vida exitosa. Mi mala relación con la comida empezó junto con la primera dieta que hice, ya que puse en ésta toda esperanza de ser amada, reconocida y feliz. Si sumara los kilos que he bajado con cada dieta llena de maltrato hacia mi cuerpo, seguramente serían más de cien.

Hagamos un ejercicio

Antes de seguir leyendo...

Busca un cuaderno; es importante que te guste su tamaño, color y el tipo de papel. Hoy iniciarás, junto a esta lectura, un diario de ejercicios que apoyará tu aprendizaje. Comienza por escribir tu historia de relación con la comida. Pregúntate: ¿Cuándo fue *la primera* vez que comiste algo delicioso sintiéndote culpable? ¿Qué comiste? ¿Cómo fue la escena? ¿De qué te culpaste? ¿Qué te dijiste? Luego, responde: Desde aquel entonces, ¿ha cambiado tu cuerpo, tus sueños, tus anhelos, tus sentimientos?

LA COMIDA, MI SALVAVIDAS

Nuestra relación con la comida es una muestra constante
de cómo lidiamos con nuestro mundo interno
y enfrentamos la vida, y de que la usamos como salvavidas
para ocultar nuestras verdaderas emociones y necesidades.

Marisol Santillán

En este libro te comparto cómo logré alejarme de la obsesión por el peso y la dieta, a través de mi propia historia y de algunas más que mis pacientes o participantes de mis talleres me permitieron compartir. El cambio no ha sido fácil ni rápido, contrariamente a lo que había buscado en cada dieta, sin embargo, el recorrido ha sido el encuentro de un camino maravilloso de reconocimiento y aceptación más allá de la báscula.

Entender por qué no bajamos de peso o por qué no logramos mantenerlo va más allá de centrar la atención en la fuerza de voluntad o en alguna dieta en específico; se trata más bien de una dolorosa forma de vida relacionada con el vínculo que hemos creado entre la comida y nuestras emociones, con la creencia de que nuestro único problema es el peso y que una vez controlado éste, todo se solucionará.

Todos sabemos que comer menos de "esto y aquello" y ejercitarnos nos llevará a perder los kilos de más, pero si ya lo sabemos ¿por qué no simplemente hacerlo? O ¿por qué volvemos a recuperar los kilos perdidos? ¿Por qué no podemos sencillamente cambiar nuestros hábitos?

Se trata de reconocer que el origen es emocional y que hemos querido taparlo con comida, esa inseparable amiga que nos ha ayudado a "escapar" o a "anestesiar" los sentimientos que consideramos incómodos, dolorosos o prohibidos. La comida nos saca de la situación actuando como un distractor para que no notemos lo que realmente está sucediendo en nuestra vida; aparentemente nos da unos minutos de placer, de tranquilidad, pero esto es superficial, pues un rato después volverá la ansiedad junto con todo lo que nos decimos mientras comemos, más la carga de culpa.

Decirnos cosas como "no tengo hambre, pero seguiré comiendo" refleja importantes llamadas de atención de nuestro interior, es la forma que encuentran el cuerpo y el corazón (por darle un nombre al mundo emocional) para decirnos que algo está pasando; del mismo modo, cuando manifestamos "tengo hambre, pero no voy a comer", nuestra mente y cuerpo están evidenciando un caos que requiere ser visto para ordenarse. Es en estos momentos cuando más necesitamos escucharnos y sentirnos para atender las necesidades reales: darle al cuerpo la satisfacción del hambre estomacal y alimentar el corazón dándole lo que pide, el hambre emocional.

Frente a estos escenarios, la comida se convierte, poco a poco, en nuestra mejor amiga, no sólo porque calma lo que no queremos sentir, sino también porque es un recurso para sobrevivir: sabe rico, satisface, está al alcance todo el tiempo, no grita, no nos abandona. Cuando la hemos usado para encontrar bienestar o protección, pareciera que si la quitamos de enfrente nada será tan bueno o maravilloso, pero en realidad cuando iniciamos el trabajo de estar más atentos a nosotros mismos y logramos no comer si no tenemos hambre estomacal o fisiológica, entonces descubrimos que existe un sinfín de cosas más por hacer para ordenarnos, calmarnos o sentirnos mejor. Pensemos en una persona a quien queremos mucho y que nos pide ayuda en un momento difícil, ¿qué le recomendaríamos? Comencemos por mirarnos como miramos a esa persona especial, por darnos lo que le daríamos a esa persona que nos está pidiendo apoyo o amor, **volteemos la mirada hacia nosotros mismos**.

LOS SENTIMIENTOS Y EL CUERPO

Emociones, surgen ante un estímulo
y están ahí por buenas razones organísmicas
y por razones de supervivencia.

MYRIAM MUÑOZ POLIT

Cuando estaba estudiando para psicoterapeuta Gestalt, escuché una frase que cambió por completo la idea que tenía de mí misma y que tanto había defendido, era algo que yo sí tenía y mis hermanas, no, ¡aparte del sobrepeso, claro!: "el umbral del dolor alto". Esa sencilla frase me daba seguridad y, por un momento, sentí que me la arrebataban. Sin embargo, cuando entendí lo que en realidad significaba y lo relacioné con mi experiencia de vida, pude realmente iniciar un cambio en mi forma de comer y de comprender mis emociones y sentimientos.

Tener el umbral del dolor alto, en realidad, tiene que ver con "estar desensibilizado", con no sentir, muestra cómo un entorno adverso nos orilla a protegernos; no necesariamente porque las circunstancias sean caóticas o peligrosas, pero sí la percepción que tenemos de éstas. El cuerpo se convierte en una capa que protege al corazón, como una armadura de metal, pues es mejor no sentir que enfrentarse a un dolor profundo, convirtiéndose así en el síntoma que dirige gran parte de nuestra vida.

Las sensaciones físicas son avisos de nuestras necesidades naturales o fisiológicas, las cuales es indispensable atender para funcionar en equilibrio: orinar, alimentarse, cubrirse del frío, etcétera; y también están las que provienen del mundo psicológico: las emociones y necesidades de trascendencia, que también debemos observar para que surja con mayor claridad el sentimiento y puedan satisfacerse; de esta forma, seremos capaces de conseguir que las situaciones desagradables duren menos. Por ejemplo, cuando sentimos un pequeño nudo en la garganta y un ligero apretón en el pecho al despedirnos de un ser querido que estará lejos por un tiempo, sabemos que experimentamos tristeza, y si lo reconocemos y nos permitimos sentir, quizá con lágrimas, a pesar de la vergüenza de llorar frente a otras personas, las sensaciones de nuestro cuerpo cambiarán y estaremos más tranquilos por el simple hecho de saber que estamos sintiendo.

Lo mismo sucede con el tema de este libro: la relación emocional con la comida. Supón que estás en el aeropuerto despidiendo a tu mejor amigo o amiga que se va por una larga temporada, tu cuerpo empieza a manifestarse con un nudo en la garganta, te sientes incómodo y como no te gusta, eliges distraerte y piensas "Se me antoja un café con caramelo, ¿vamos?"; y en lugar de permitirte contactar con tu tristeza, elijes una conducta menos riesgosa y conocida: comer. Dejas tu verdadera necesidad sin ser vista y, por lo tanto, insatisfecha.

Los sentimientos son parte de nuestro desarrollo y nos guían hacia la acción, hacia el mundo, para darnos lo que en realidad necesitamos; la mayor parte del tiempo estamos sintiendo, aunque no siempre sea intensamente, porque no siempre algo o cierta situación nos parece importante, pues sentimos poco cuando nuestro interés es bajo y sentimos más conforme éste crece.

Cuando no permitimos que se manifiesten nuestros sentimientos porque nos parece signo de debilidad, o por orgullo o porque alguien nos dijo que ese sentimiento no es de personas "buenas", en realidad lo estamos negando, pero "todo lo que se resiste, ¡persiste!". En este caso, el cuerpo entrará en confusión, ya que no tendrá claro lo que siente porque no le permitimos expresarlo; así que nos mandará señales nuevas, más intensas, como angustia o desasosiego, y permanecerán en nosotros, haciéndonos sentir incómodos y serán de mayor duración.

> Lo que finalmente nos lastima no son los sentimientos en sí, sino todo lo que hacemos para no sentir.

Los sentimientos no son buenos ni malos, sino que nosotros los vamos etiquetando a partir de nuestras experiencias y creemos que no reconociéndolos o evitando su manifestación van a desaparecer; lamento decirte que eso no pasará, tarde o temprano van a salir. Para muchos de nosotros y a quienes yo llamo *comedores emocionales*, la salida más fácil será darnos un buen festín o un atracón de comida.

Entre más sensibles y honestos seamos con lo que sentimos, más probabilidades de crecimiento tendremos.

Los avisos que nos mandan las emociones nos dan posibilidades de poner límites, de protegernos, de alejarnos, pero también de acercarnos y fomentar relaciones más próximas, amorosas y reales con otros y con nosotros mismos; nos motivan, nos organizan para la acción ante hechos importantes, nos mueven a hacer cosas, a esforzarnos. Igualmente, nos revelan lo importante y significativo. Nos ayudan a comunicarnos clarificando el pensamiento y la toma de decisiones. En general, cuando las experimentamos de manera honesta y limpia, ¡le dan sabor a la vida!

Para escuchar nuestro cuerpo, necesitamos estar atentos a las sensaciones, sin llegar a los juicios, únicamente siendo testigos y observándonos con cuidado, preguntándonos "¿qué me quiere decir?". Algunas veces las sensaciones no son obvias o fáciles de percibir, por ejemplo, un pie que no deja de moverse o un cosquilleo en la garganta o en el estómago. Quizá es una simple tensión que no llega a doler, pero que si paso mi mano por ahí se siente duro o una pequeña inflamación. También puede ser sueño exagerado, un puño apretado por mucho tiempo, en fin... Se trata de que te observes detenidamente varias veces al día, pero más allá de enfocarte en los pensamientos, debes sentir cómo está tu cuerpo.

Con esta nueva forma de actuar, podemos evitar enfermedades como las famosas "itis" (colitis, gastritis), que son un síntoma de que algo dentro de nosotros no está funcionando de manera correcta; no hay que esperar a que la represión de nuestros sentimientos se convierta en una olla de presión y lleguemos a expresarlos de manera exagerada, lo que más tarde nos llevará al arrepentimiento.

Cuando logramos escuchar al cuerpo, nos estamos entendiendo a nosotros mismos, descubrimos la necesidad que hay atrás de cada emoción, de cada sentimiento; quizá sea una disculpa, poner límites, aprobación, compañía, etcétera. Para los que somos *comedores emocionales*, éste es un gran paso, es la llave para diferenciar entre el *hambre estomacal o fisiológica* y el *hambre emocional*. Es un principio para responsabilizarnos de cubrir lo que realmente necesitamos para dejar de taparlo con comida.

La próxima vez que sientas dolor de cabeza, cansancio exagerado, alguna contractura muscular o tengas alguna de las "itis", observa lo que está pasando en tu día, en tu entorno, reconoce lo que no te has permitido expresar, y con mucho amor y comprensión pregúntate: ¿Qué necesitas? Seguramente no será comida.

En una sesión del taller, al terminar un ejercicio de exploración entre los sentimientos y el alimento, una de las participantes descubrió los sentimientos que se tragaba con cada chocolate que se comía.

Hoy me doy cuenta de que cada dieta que empiezo la termino rompiendo con el chocolate. Ahora vivo sola, mis hijos son grandes e independientes y mi exesposo ya no vive conmigo. Desayuno y como cada alimento que está permitido, que es sano y que no engorda. Pero algo me pasa en las tardes, alrededor de las seis me siento desesperada, trato de distraerme con la televisión o hablando por teléfono, pero ¡no tengo remedio! Acabo en el armario donde tengo escondidos mis chocolates, los saco y me siento en la cama para comerme algunos.

Al empezar a platicar con ella sobre qué imaginaba o sentía a esa hora, si era angustia por algún pendiente o soledad por la noche, de repente rompió en llanto.

Cuando era niña, mi padre regresaba de trabajar alrededor de las seis de la tarde y me traía un chocolate. Para que me lo diera, jugábamos unos minutos a adivinar en dónde lo tenía escondido. Ahora que vivo sola, lo extraño, me hace falta su protección, su amor.

En ese momento, ella se hizo consciente de lo mucho que extraña a su papá, pero también se dio cuenta de que tapaba su necesidad de protección y de sentirse amada comiendo chocolates, limitando así la posibilidad de buscar o de pedir lo que realmente le hacía falta.

SI LOS SENTIMIENTOS NO SON BUENOS NI MALOS, ¿CÓMO LLEGUÉ AQUÍ?

> En el síntoma, el ser humano tiene aquello que le
> falta en la conciencia, todo síntoma tiene un contenido
> psíquico que se manifiesta a través del cuerpo.
>
> RÜDIGER DAHLKE Y THORWALD DETHLEFSEN

A lo largo de nuestra vida, hemos acumulado experiencias que nos han hecho aprender lo que está permitido hacer, decir y hasta pensar en sociedad; lo mismo pasa con los sentimientos, valores y permisos que aprendimos en casa, en nuestra familia de origen.

Muy pocas veces vi llorar a mi mamá, ella es una mujer muy fuerte y aprendió que el llanto no sirve para nada. Cuando era niña y lloraba porque algo había salido mal, porque me había peleado con alguna amiguita o porque simplemente me sentía enferma, mi mamá me decía: "No llores, resuélvelo, y ya después te sientas a llorar". Y, bueno, luego de resolverlo, ya no quería llorar. Aprendí que llorar no servía.

Suena simple, ¿verdad? Quizá hasta te convenciste por un instante de que llorar no sirve para nada, pero es mucho más complejo que eso. Para dejar de llorar, tuve que desconectarme de mi cuerpo, ignorar la necesidad real y mis ganas de consuelo o desahogo.

Hagamos un ejercicio

1. Cierra los ojos, da tres respiraciones profundas y muy lentas. Trae a tu memoria algún momento en el que contuviste el llanto o alguna escena donde no te permitiste llorar.

2. Revívela en tu mente lo más detalladamente posible. Date el tiempo suficiente, no hay prisa. Ahora siente tu cuerpo, despacio, revisa tus sensaciones. ¿Cómo se sienten tu cuello, tu garganta y tu pecho? Reconoce cada una de ellas.

3. Identifica las sensaciones que experimenta tu cuerpo al querer llorar.

4. Anota tus reflexiones y lo que sentiste. Sé específico.

5. Pregúntate si te quedaste con la necesidad de seguir llorando. Date el permiso de hacerlo durante un rato más. No lo detengas, confía, seguro pasará.

Las sensaciones que presenta mi cuerpo cuando quiero llorar ahora me resultan fáciles de reconocer. Un cambio más que le debo a mi entrenamiento como psicoterapeuta Gestalt y al apoyo de mis propios terapeutas. Ahora sé que cuando quiero llorar, mi garganta se empieza a sentir dura y apretada, mi cara aumenta de temperatura y mis ojos se empiezan a llenar de lágrimas. Ahora soy yo la que decide cuándo y con quién llorar, a veces posponiendo un rato la necesidad del momento y otras, no.

Desconectarme de mi cuerpo tampoco fue sencillo, para ignorar cada sensación tuve que taparla con otra, con ganas de comer que yo traducía en "hambre". ¿Recuerdas la escena donde me escondí en el clóset?

> [...] me tapo con las cobijas para que no se escuche cada vez que abro un paquetito. Las lágrimas se me escurren por las mejillas y se confunden con el sabor del miedo, el dolor de estar gorda y el chocolate...

Me escondía para que no me descubrieran comiendo chatarra y para que no me vieran llorar, para no mostrarle a mi familia el dolor que gritaba cada célula de mi gordo cuerpo. Aprendí a resolver mi frustración ante la dieta y a llorar a escondidas, donde nadie me viera. Y esto se repitió con el paso de los años, comía y lloraba a solas.

La práctica hace al maestro y yo me volví una "maestra" en desconectar mi cuerpo, en no validar mis sentimientos, en no reconocerlos y menos aquellos que en mi casa no estaban permitidos. Podíamos mostrarnos fuertes, enojados, defendernos, pero no se valía ser débil o vulnerable, y no se tenía hablar, era un acuerdo sobrentendido.

De las cosas que recuerdo con más cariño de mi familia de origen es que los fines de semana siempre eran una fiesta. Cinco hijos, todos con invitados a la hora de la comida, y no faltaban algunos primos que llegaban de visita. Vivencias llenas de carcajadas, películas, música y juegos en los que divertidos nos molestábamos unos a otros. Era una familia alegre, de la que aprendí que lo que se valía sentir y mostrar era la alegría.

También recuerdo que la dieta era un tema recurrente: "Ya no voy a comprar pan de dulce, porque estoy a dieta", "¿Vas a comer más?, ¿Qué no estás a dieta?", "Ve la lonja y el cachete". El estar delgada te daba un boleto para pertenecer a las mujeres de la casa; entonces, el sentimiento de ser valiosa y aceptada estaba ligado a estar flaca y a permanecer haciendo dieta. Cuando lo descubrí, reflexioné que para sentirme valiosa ya no necesitaba estar haciendo dieta y que tampoco se trataba de estar flaca.

Hagamos un ejercicio

1. Reflexiona y escribe cuáles eran los sentimientos que se permitían en tu familia de origen, si se hablaba de bajar de peso y de dietas y cómo era la hora de la comida en casa.
2. Cuando termines, cierra los ojos, respira a tu ritmo y siente tu cuerpo. Date el tiempo suficiente.
3. Describe en tu mente las sensaciones que tu cuerpo experimenta. Observa cada parte de tu cuerpo desde los pies hasta la cabeza; detente en cada sensación por un momento, reconócela.
4. Escribe lo que notaste. No te preocupes si no te sale a la primera, sé paciente contigo y vuélvelo a intentar en otro momento.

CAMBIANDO EL DOLOR
POR AMOR

> Si me adelantaba a lo que podría suceder,
> nada me volvería a lastimar. ¡Quería ser perfecta!
> Y lo único que hacía era vivir agotada y evitando el
> dolor, ahora me veo a mí, completa y vivo mi vida.
>
> MARISOL SANTILLÁN

En las sesiones de terapia con mis pacientes, he podido confirmar mi propia experiencia. Una de las razones por las que nos volvemos comedores emocionales y por las que nuestra forma de comer se vuelve compulsiva es porque no queremos sentir dolor, nos asusta la idea de volver a pasar por ese camino, nos da miedo reconocerlo dentro de nosotros y tenemos la fantasía de que nos puede aplastar hasta destruirnos. La buena noticia es que no sucederá.

Todos sufrimos por algo y tenemos la sensación de que no hay un lugar donde colocar ese sentimiento. El dolor es un sentimiento tan potente que lo único que podemos hacer es reconocerlo. No podemos escapar de un mundo donde veremos morir a nuestros seres queridos y ellos a nosotros, en el que los sueños no se acaben o se frustren. El dolor del parto, de la enfermedad, de una decepción, de esperar, de no sentirnos suficientemente valiosos, de ser demasiado joven o viejo, el dolor de arriesgarse y de perder;

incluso un dolor de cabeza o de muela. Hoy, mañana y siempre el dolor nos va a acompañar.

Durante gran parte de nuestra vida experimentamos dolor y creemos que si no somos felices todo el tiempo entonces no somos normales. Desde el momento en que nacemos, experimentamos algún tipo de dolor; crecemos y las piernas duelen; los pechos duelen en la pubertad o durante la lactancia. Vivir implica dolernos. Si quitamos la expectativa fantasiosa de ser felices y de vivir sin dolor, aceptando que éste es parte de estar vivos, entonces dejaremos de buscar conductas que nos alejen de él, como querer ahogarlo con grandes bocados, o bien, al sumir nuestro cuerpo en alguna enfermedad. Existen muchas maneras de escapar que se vuelven compulsivas, las cuales, sin darnos cuenta, nos alejan de la felicidad que tanto anhelamos.

El dolor viene y se va, no es permanente; nuestra conducta de querer evitarlo lastima más, haciendo que permanezca más tiempo dentro de nosotros como un estado de lucha interna. El sufrimiento surge al querer apartar el dolor de nosotros. Y la mayor parte del dolor viene con la resistencia a sentirlo.

Cada bocado que entra a nuestra boca sin hambre estomacal es un grito desesperado que pide amor y comprensión; sin embrago, hacemos lo contrario, nos juzgamos y castigamos, y acrecentamos el dolor. Imagina qué distinta hubiera sido tu reacción ante el dolor si algún ser querido, cada vez que te sentías triste, humillada, desprotegida o lastimada, te hubiera dicho: "Ven, cuéntame qué te pasa. Sígueme contando, ¿cómo se siente tu estómago, tu pecho, tu cuerpo? No te detengas, aquí estoy para ti, y mientras lo haces, déjame abrazarte cada vez que lo necesites".

Cada sentimiento tiene una historia que contar sobre ti y quiere ser escuchado, quiere tener un espacio para expresarse y poder retirarse. Dale la bienvenida y pierde la idea de que te puede destruir. Quédate sintiendo a esa niña o a ese niño que aún vive dentro de ti. **La próxima vez que sientas algún sentimiento doloroso, trátate con amor.**

Hagamos un ejercicio

Si tu niña o niño interior te pudiera hablar, ¿qué te diría hoy? ¿Te reclamaría algo? ¿Te daría las gracias?

1. Pregúntaselo como lo harías con un niño pequeño que te pide ayuda.
2. Escúchalo sin interrumpir, no emitas juicios a partir de tu pensamiento adulto.
3. No intentes callarlo, reconoce y valida lo que te dice.
4. Finalmente, abrázate y busca cómo darte lo que en realidad necesitas, seguramente no es más comida.

CAPÍTULO 2

~~~~~~~~~~

HAMBRE... ¿DE QUÉ?

UN ABRAZO QUE CAMBIÓ
ALGO EN MÍ

No recuerdo qué edad tenía exactamente, pero ya estaba en sexto de primaria. Llegamos a casa de mi tía, había comida familiar con los hermanos de mi papá y estaban todos mis primos. Nos gustaba estar en el patio porque era muy grande, podíamos jugar al aire libre sin el peligro de los coches, y como los adultos estaban adentro de la casa, nuestros gritos no los molestaban. Estábamos jugando escondidillas y era mi turno, así que me fui tras unos macetones que había debajo de la ventana que daba a la sala; la ventana estaba abierta y sin querer escuché la conversación de las mamás:

—¡Veo que Marisol está bajando de peso!

—Sí, parece que ahora sí está haciendo la dieta, además de que sigue bailando hawaiano y ya entró a clases de jazz con sus hermanas —respondió mi mamá con orgullo.

—¡Qué bueno! Mi hija empezó con el ejercicio y mírala, ahora ya está flaca y se cuida muchísimo. Verás como ahora que se estire y siga la dieta, va a bajar de peso, se va a poner bonita, como Silvia, su hermana.

¡Qué horror! Quería salir corriendo de ahí, no quería seguir escuchando lo que hablaban de mí y si bajaba de peso o no y si era bonita o gorda. "Pero si me muevo de aquí, voy a perder", pensé. Me quedé en silencio, mientras la conversación me hacía sentir como bicho raro; había algo mal en mí, tanto, que todas allá adentro platicaban sobre eso.

La esposa de uno de mis tíos me descubrió y, por supuesto, al ver mi cara se dio cuenta de que escuché lo que estaban platicando; me llamó. Ni me percaté de que el juego ya había terminado, seguía escondida, aunque no sabía si del juego o de la espantosa plática sobre mí.

—Estás muy bonita, hace mucho no te veía. No te preocupes, yo te voy a ayudar.

Mientras hablaba me dio un abrazo tan lindo, que aún lo recuerdo con cariño.

—¿Sabes? Una de mis sobrinas está bajando de peso con unas pastillas naturistas y un gel de algas marinas, ¿te gustaría que te las regale? Yo puedo platicar con tu mami y si está de acuerdo, te las llevo a tu casa.

Y así fue, me llevó las pastillas semana a semana y se quedaba a comer conmigo, no recuerdo con exactitud cuántas veces lo hizo, pero sí tengo grabado el recuerdo de sus palabras amorosas, ahí sentada a mi lado en la cocina, comiendo juntas, ella escuchando todos los detalles de lo que me pasaba en la escuela y con mis amigas. Cuando se despedía de mí, me daba un fuerte abrazo y me decía al oído: "Estás muy bonita, ¡síguele!".

Por un tiempo, el cariño de mi tía, las pastillas, que años después supe que eran de azúcar, y el gel de algas marinas que nunca usé cambiaron mi forma de comer, pues me sentía aceptada y vista por ella. Aunque bajé de peso y estaba contenta, de vez en cuando seguía tapándome con las cobijas dentro del clóset para aminorar el ruido de los paquetitos.

RECUPERANDO MI HAMBRE

*Debemos repetir el nuevo comportamiento
un mayor número de veces que el anterior,
para que se convierta en un nuevo
hábito de vida y el anterior desaparezca.*

Karen Koenig

Continuamente, los participantes de mi taller "Mi relación con la comida®... un mundo de emociones" no saben decirme cuándo tienen hambre o si tienen hambre todo el día. La buena noticia es que esas sensaciones fisiológicas nacieron en nosotros, están ahí, pero entre tanta dieta, ayunos, pastillas y falta de contacto con el cuerpo, hemos aprendido a no escucharlas, las hemos olvidado.

Hoy en día, la sociedad y la mercadotecnia exigen tener cuerpos delgados, de preferencia musculosos o mínimo que evidencien que haces ejercicio. Existen muchas páginas en internet que pueden darnos consejos para "lograrlo" o que, incluso, pueden llevarnos a trastornos graves, como anorexia y bulimia. Algunos hemos llegado a tomar pastillas inhibidoras del apetito o para sacar la grasa del cuerpo, sin tomar en cuenta las consecuencias para nuestra salud. Otros usan el café para olvidar el hambre; hacemos de todo para asegurarnos de no sentirla, porque de alguna manera le tenemos miedo a esa sensación, debido a que la hemos sufrido tantas veces que no queremos regresar a ella.

A los dieciséis años ya sabía manejar, por lo que me era fácil salir a buscar cualquier remedio que usaran mis amigas para estar flacas. Así, llegué a una tienda de importaciones en busca de un famoso licuado que estaba de moda para bajar de peso; y una vez más pensaba: "éste será el definitivo, ahora sí bajaré de peso, esta panza se va a desaparecer". Creo que me gasté toda la mesada que me daban mis papás en ese polvo sabor chocolate y vainilla, pero valía la pena, ¡por fin sería flaca!

Llegué a mi casa y me preparé para cenar un licuado con hielos; sabía a malteada. A la mañana siguiente, otro para desayunar. En el empaque decía que los *snaks* de media mañana (colación) también debían ser de la misma marca, pero en México no los vendían, así que simplemente no comía, sólo tomaba agua y coca de dieta. En la tarde, otro licuado, y en la noche, otro, "pero con mucho hielo para que se haga más cantidad, ¡tengo hambre!". Pasaron tres días, y al traducir bien la etiqueta entendí que podías tomarte un licuado con agua en vez de leche *light* como *snack*. Así lo hice, pero como, además, ya estaba tomando el licuado mágico, a la hora de la comida también comía el guisado que hubieran preparado en casa.

La realidad es que tenía hambre todo el tiempo, estaba de malas y si de por sí soy ojerosa, con el licuado parecía mapache. Decidí pesarme y terminé llorando en el piso del baño, sola y sin poder platicarle a nadie cómo me sentía. ¿Quién iba a entender que lloraba por el hambre que había sufrido y por la enorme decepción de sólo haber bajado 400 gramos?

Ese mismo día, en la tarde, bajé a la cocina, saqué del refrigerador tortillas de maíz, limones y tomé el salero. Calenté el sartén con suficiente aceite para freírme una tortilla, le agregué limón y sal, y mientras me la comía, pensé "esto sabe a gloria", así que decidí hacerme otra y otra y otra... Cuando me comí la última, me sentía tan enojada que mejor me fui a dormir pensando en mi gordura, en mis ganas de no tener este cuerpo y en las tortillas que me había comido. Una vez más lloré hasta quedarme dormida.

Laura llegó a mi consultorio buscando ayuda, pues ha estado a dieta los últimos quince años de su vida, desde que fue mamá por primera vez. Ahora tiene dos hijos. Ha intentado de todo. Su nutrióloga la mandó conmigo. Lleva la dieta a la perfección, más una hora de ejercicio diario, sin embargo, su peso se estancó. Después de varias sesiones, me confiesa: "Me paro a comer en la noche, cuando ya todos están dormidos, me como lo que encuentro, no importa si está frío, sólo quiero quitarme el hambre". Ella siguió en terapia conmigo un tiempo. Aprendió a reconocer el hambre y la saciedad real, empezó a reconocer su vida emocional para trabajar en ella. La nutrióloga le cambió la dieta y logró bajar de peso, no al que se imaginó, sino al que le corresponde a una mujer de su edad y con hijos.

¿Te recuerda algún momento tuyo?

La sensación de hambre sigue ahí, únicamente tienes que regresar a sentir tu cuerpo y dejar que sea tu estómago el que indique que ya es hora de alimentarlo. Piérdele el miedo, no es lo mismo sentir hambre que pasar por una vida hambrienta. Hoy sentir y atender tu hambre será un camino más para demostrarte amor, sabrás que eres confiable para ti mismo al atender la señal de que tu cuerpo requiere alimento, lo que yo llamo *hambre estomacal*.

Recuerda que estás empezando un proceso, no se trata de fuerza de voluntad sino de crear nuevos hábitos para sentirte y conocerte desde una experiencia nueva, que toma tiempo y práctica, ¡no te desesperes!

Hagamos un ejercicio

La próxima vez que creas tener hambre, dirige tu atención al cuerpo y siente...

1. ¿Cómo está tu cuerpo?
2. ¿Quién quiere comer, la mente, la boca o el estómago?
3. ¿Cómo sabes que tienes hambre?
4. Anótalo.

HAMBRE ESTOMACAL

Satisfacer el hambre tiene que ver con disfrutar toda la comida en general y sentir placer. Pero nada tiene que ver con buscar el placer en la comida sino en el acto de satisfacer el hambre real y darte otras fuentes de placer.

DR. ROGER GOULD

Con hambre estomacal me refiero al hambre fisiológica, la que está vinculada a la necesidad de recuperar energía para seguir el día, al combustible que el cuerpo necesita para funcionar de manera correcta, a la que sostiene la vida.

Este tipo de hambre aparece gradualmente, poco a poco, aproximadamente entre dos y cuatro horas, esto dependerá de lo que hayas comido antes y de la cantidad. Nos dice "quiero comer" y, normalmente, nos pedirá comida de verdad, quizá hasta nos llegue el olor a sopa de fideo o venga a la mente un rico guisado, difícilmente nos va a pedir unas papitas con chile o un pastel, porque lo que está buscando es vitalidad a través de la nutrición. Se siente en el estómago, con el famoso "crujir de tripas", el estómago se siente vacío. Cuando ya tenemos mucha hambre, podemos llegar a sentir dolor de cabeza y hasta un ligero mareo.

El hambre estomacal no depende del estado de ánimo, ni de lo que pasa en nuestro entorno, y la única manera de quedar satisfechos es comiendo.

El mejor momento para responder a la necesidad de *hambre estomacal* es cuando está empezando, así podremos escuchar *qué* es lo que queremos comer y *cuánto*. En caso contrario, llegaremos a devorar y terminaremos comiendo de más.

Imagínate que el siguiente dibujo es tu estómago y que tu nuevo medidor de hambre se llamará *hambrómetro*. Esta palabra le dio sentido a mi cabeza y a mi cuerpo; gracias, querida Maricarmen Fernández por enseñármela. Hoy le agrego este esquema, el cual me ha ayudado a trabajar con el hambre estomacal.

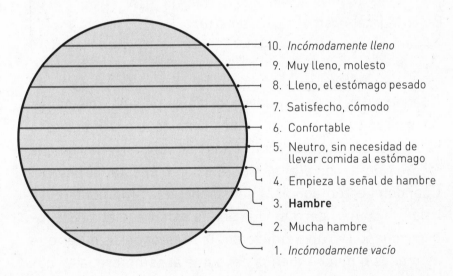

10. *Incómodamente lleno*

9. Muy lleno, molesto

8. Lleno, el estómago pesado

7. Satisfecho, cómodo

6. Confortable

5. Neutro, sin necesidad de llevar comida al estómago

4. Empieza la señal de hambre

3. **Hambre**

2. Mucha hambre

1. *Incómodamente vacío*

El *hambrómetro* te permitirá imaginar tu estómago, desde estar vacío hasta estar lleno, ambas sensaciones son incómodas y producen malestar. **Una vez más lleva tu atención a las sensaciones de tu cuerpo.**

Hagamos un ejercicio

Durante una semana trata de no comer a las horas acostumbradas, esto te ayudará a identificar tu hambre estomacal.

1. Observa: ¿dónde sientes la señal de hambre? ¿Está acompañada de otras sensaciones? ¿Cuáles?
2. Cada vez que la detectes, marca en qué lugar del *hambrómetro* está.
3. Revisa tus sensaciones mientras comes, así sabrás cuándo parar.
4. Márcalas en el *hambrómetro*.

Cuando estás lleno, el cuerpo se siente pesado y sin ganas de moverse, incluso puede doler. Cuando tu estómago está vacío, puedes llegar a sentir ganas de vomitar y mareos; la idea es no llegar a ello, sino darnos bienestar a tiempo. Cuando el estómago está satisfecho, es el momento para dejar de comer; permite que sea tu estómago el que te indique cuando ya tuvo suficiente. Te sorprenderás al ver que es menos o mucho menos de lo que acostumbrabas a comer. No te desesperes, te tomará tiempo encontrar cuál es tu estado de saciedad.

Pasamos mucho tiempo "haciendo" alrededor de la comida, ya sea pensando en si comemos o no, en la nueva dieta, en la culpa tras lo que comimos, en lo que voy a comer más tarde, en si vamos o no a la tiendita, cocinando para más tarde, comiendo con el pretexto de la sazón, probando en el mercado... ¡Puff, me cansé! Cuando logramos responsabilizarnos y ocuparnos de responder a nuestras necesidades fisiológicas de hambre y saciedad en vez de ocupar todo el día pensando en la comida, nos damos cuenta de que tenemos mucho tiempo para hacer un sinfín de cosas, el mismo tiempo que antes no encontrábamos y que, aun así, nos dejaba agotados.

Para comer cuando tenemos hambre estomacal, debemos sentirla, darnos un tiempo entre comida y comida. Cuando estamos acostumbrados a comer antes de tener hambre estomacal, se requiere de un tiempo para hacer la transición; para reaprender a reconocerla, hay que hacer uso de la paciencia para enfrentarnos a un verdadero ensayo de prueba y error.

Revisa tu *hambrómetro*: cuando estés en el espacio del 6 al 9 es el momento para buscar otras formas de darte placer, amor, diversión, de ocupar el tiempo que antes invertías pensando qué comer o dejar de comer.

ALIMENTÁNDOME CON BIENESTAR

Bienestar: estado vital de una persona caracterizado por estar satisfecho con la propia vida, experimentar con frecuencia emociones positivas y disfrutar de una salud física y psíquica ajustada a sus propias expectativas.

ENCICLOPEDIA DE LA SALUD, DIETÉTICA Y PSICOLOGÍA

Comer para encontrar bienestar es ingerir los alimentos que nos llevarán a sentirnos energizados y listos para la actividad que vamos a ejecutar después: ir al gimnasio, a la escuela, a trabajar, a caminar, incluso ir a dormir.

Para encontrar un verdadero bienestar, es imprescindible que empecemos a comer con la sensación de hambre estomacal, de lo contrario, la sensación de saciedad no llegará y, seguramente, terminarás incómodamente lleno. Una vez que tu estómago está satisfecho, es momento de parar, no dejes que tu boca y tu hambre emocional te lleven a comer de más.

Alma llegó a mi consultorio feliz, se sentía contenta por los cambios que había notado esa semana:

Empecé a notar qué alimentos me caen mal, descubrí que las harinas blancas me inflaman y, sin embrago, las sigo comiendo. Es como castigarme por los pendientes que no terminé en mi trabajo.

Decidí no comer harinas blancas los siguientes días, mi estómago se sentía menos inflamado hasta que comí un delicioso brócoli asado. No pude dormir de lo incómoda que estaba, entonces, noté que el brócoli no me cae bien antes de dormir.

Seguí investigando y pude ver que crecían las ganas de conocer lo que a mi cuerpo no le cae bien. El entusiasmo por primera vez no estaba en bajar de peso sino en darme salud.

Una vez que podemos entender que el bienestar es una parte importante de nuestra vida, se vuelve mucho más sencillo esforzarnos para conseguirlo. Se trata de poner atención no sólo en lo que nos llevaremos a la boca, sino también en cuestionar cómo nos sentiremos después de comerlo. El cuerpo debe convertirse en el termómetro de nuestras necesidades; si pide comer ciertos alimentos, hay que escucharlo, seguramente tiene mucho que decir, como en el caso de Alma, quien pudo descubrir que las harinas blancas y el brócoli le caen mal, además, se percató de que cuando se quería castigar, aun sabiendo que las harinas le harían pasar un mal rato, las seguía consumiendo.

El ejemplo de Alma también muestra que no se trata de la etiqueta que le ponemos a los alimentos; para muchos, las harinas significan "gordura", "pecado mortal", y el brócoli es aceptable "porque no engorda", es "comida de hospital", "de dieta", pero el cuerpo no distingue estas ideas, ya que son creencias que se determinaron a partir de nuestras experiencias y el estómago va a reaccionar ante ellas sin importar que sean para bajar de peso o engordar.

Quitarle la etiqueta al alimento nos permitirá darle a la comida su justa dimensión, verla como "simplemente comida", darnos cuenta de que no es amor ni compañía ni medicina para el malestar, de que sólo es una sustancia que le da salud y energía al cuerpo. Al mismo tiempo, estaremos quitándole el peso de ser prohibido, un castigo, premio o sedante para no estar presentes en nuestra vida o en nuestro mundo emocional.

Cuando logramos ver a la comida como alimento y no como medio de escape, también podemos darnos el permiso de comerla y únicamente así podremos darnos el permiso de no comerla y de responsabilizarnos de la decisión. Déjame explicártelo con un ejemplo:

Mi papá, que era un excelente catador de la comida y para quien comer era uno de sus grandes placeres (sí, también era gordito), nos enseñaba a probar todo tipo de comida, y entre el chorizo y la longaniza de diferentes lugares de la República Mexicana, yo no sabía cuál me gustaba más. Disfrutar de unos huevos o unas papas con chorizo era un deleite para mi paladar. Cuando empecé a poner atención a mi cuerpo y a mi estómago, me llevé una gran decepción al darme cuenta de que me caen muy mal, pues me hacen eructar todo el día, el estómago me duele y algunas veces se me inflama. Así que cuidando de mí y atendiéndome con amor para encontrar bienestar, decidí sacarlo de mi menú en el día a día, *me di el permiso de no comerlo*. Sí se me antoja, huele rico e invita a mi boca a comerlo, pero hacerlo sería maltratar mi cuerpo y no me estaría dando bienestar.

Cuando descubrimos en el cuerpo y en el paladar que el bienestar está ligado a dejarnos sentir el hambre estomacal para que este acto sea el que nos indique **cuándo**, **qué** y **cuánto** comer, logramos confiar en nosotros y recuperamos la seguridad de que el hambre ya no será un problema más por resolver.

Al comer cuando no sentimos hambre estomacal, nos estamos negando la oportunidad de cuidar de nosotros y, paradójicamente, también perdemos la oportunidad de dormir indigestos y de despertar arrepentidos por todo lo que comimos la noche anterior. En realidad, nos estamos brindando nuevas experiencias acompañadas de bienestar.

Hagamos un ejercicio

1. Cierra los ojos y coloca las manos sobre tu estómago. Déjalas ahí.
2. Recuerda la última vez que comiste sin estar consciente de tu hambre estomacal y de tu bienestar.
3. Revisa cuidadosamente:
   a) ¿Qué fue lo que comiste?
   b) ¿En dónde estabas?
   c) ¿Te gustó?
   d) ¿De verdad lo disfrutaste?
   e) ¿Tu estómago se sentía ligero o pesado?
   f) ¿Qué sentimiento te dejó esa comida?
4. Ahora que ya tienes esta información, te invito a que comas desde esta nueva experiencia. Anota lo que descubras y empezarás a darle forma a tu relación con la comida.

¿QUÉ ES EL HAMBRE EMOCIONAL?

*Sensación que pone a temblar al cuerpo
mientras te lleva del refrigerador a la alacena,
de lo dulce a lo salado y volvemos a empezar...*

MARISOL SANTILLÁN

El hambre emocional nos invita a llenar un vacío que, aunque lo sentimos a la altura del estómago pasando por el pecho, no es hambre estomacal. Se siente como un nudo, como un vacío en el corazón, en el alma. Ese vacío interno no se quita a pesar de seguir comiendo, por el contrario, viene acompañado de una sensación de ansiedad, que al querer eliminarla comiendo, la acrecentamos, y cuando terminamos, nos recriminamos el haber comido de manera compulsiva, disfrazando la verdadera necesidad. Esta conducta que pareciera tan simple de reconocer es la que mejor conocemos, pero la que más nos aterra aceptar, pues junto con la comida ha sido nuestra aliada en los peores momentos, incluso cada vez que hacemos una dieta.

Desafortunadamente, así hemos pasado gran parte del tiempo: tratando con desesperación de resolver un problema ficticio, creyendo que al controlar la comida y perder peso, se resolverán nuestros problemas. Sin embargo, no podremos llenar un vacío emocional con algo evidentemente externo.

¿Qué es el hambre emocional?

El hambre emocional nos ayuda a utilizar la comida como medicina, como un grito silencioso de ayuda, como un símbolo de consuelo, en suma, es un antídoto para la ansiedad. Esta ansiedad nos está gritando otra cosa: quizá fue querer decir **No** cuando dijimos **Sí**. Tal vez fue sentirnos vulnerables e incapaces de pedir ayuda o quizá fue defendernos ante un acto injusto o agresivo o simplemente el deseo de sentirnos vistos, amados.

El hambre emocional aparece repentinamente, tiene urgencia de ser atendida y no puede esperar. Nos dice quiero comer "ahorita" sin tener claro qué, si es agridulce, seco, salado o caliente, sólo quiere que llevemos algo a la boca ¡ya! En el cuerpo, se siente de la boca del estómago hacia el pecho y la garganta. La boca quizá tiene ganas de masticar o tragar algo. Generalmente, viene acompañada de ansiedad o alguna otra incomodidad emocional.

Al querer calmarla, seguramente, terminaremos incómodamente llenos, mas no satisfechos, pues empezamos a comer sin hambre fisiológica y la satisfacción real consistirá en resolver la verdadera necesidad emocional.

Alimentarnos cuando el cuerpo lo pide de manera natural no va a resolver todos nuestros problemas ni va a eliminar un sentimiento real, sin embargo, sí nos ayudará a llamar a los problemas por su nombre, dándonos el tiempo y la energía para enfrentarlos. Cuanto más lejos lleguemos en este proceso, más seguros estaremos de nuestra capacidad para actuar frente a las dificultades, en lugar de taparlas comiendo. Una vez más, nuestra capacidad de autoconfianza crecerá.

La próxima vez que te descubras llevando comida a tu boca sin recordar cuándo la tomaste, no te regañes, pues eso aumentará el sentimiento que te llevó a comer en primer lugar y te hará sentir desaprobación. Mejor empieza por preguntarte lo siguiente:

* ¿Como para recompensarme?
* ¿Lo hago para darme placer?
* ¿Como para quitarme la incomodidad?
* ¿Como para quitarme el aburrimiento?
* ¿Lo hago para sentir algo en el estómago?
* Como porque...

TESTIMONIO

Comer con hambre emocional

Viví más de veinte años comiendo con hambre emocional. Era la única forma de comer que conocía ya siendo adulto. Veía a mi alrededor a gente delgada que podía comer con moderación platillos con una gran cantidad de carbohidratos o que contaban con un gran contenido de grasa, los mismos que para mí estaban prohibidos. No entendía cómo se controlaban o por qué no engordaban.

Yo solía comer lo que la dieta me marcaba, aunque no quedara satisfecha en ningún sentido. Mi única recompensa era pesarme a la mañana siguiente y ver que la báscula hubiera bajado, aunque fueran 100 gramos. Pero si eso no sucedía, sería un mal día, no importaba que todo fuera color de rosa, pues para mí era un castigo ver que el esfuerzo del día anterior no había servido de nada. Lo peor no era eso, sino que podía caer en comer todo lo prohibido, "al fin que portándome bien no había ganado nada".

Comer lo prohibido era pasar de lo dulce a lo salado, sin escuchar que mi estómago estaba lleno (sin que eso implicara grandes cantidades). En cuanto podía, volvía a repetirlo durante el día, al fin que, a la mañana siguiente, ahora sí empezaría de nuevo "¡y con muchas ganas!".

Añoré muchos fines de semana para poder comer todo lo que no estaba incluido en la dieta, "¡al fin que me pesarían hasta el siguiente martes!". Mientras tanto, podía ir a comprar dulces, panes, tacos y pasteles, los cuales me llenarían por un rato y serían mis compañeros para olvidar lo que en realidad era mi vida. Hubo tantos domingos cuyas tardes quería que duraran mil horas para poder comer todo lo que creía que me dejaría satisfecha, porque eran mis alimentos favoritos y "una bruja me los estaba quitando para comer sano y ser delgada".

Qué fácil era comer de todo y en cualquier momento sin detenerme a pensar en lo que entraba a mi boca, y sin aparente culpa, simplemente porque como animal así lo deseaba, aunque no consiguiera resolver los problemas reales que me llevaban a comer.

Cuántas veces caminé por la misma calle sin ver el maravilloso paisaje, sólo pensando en que dentro de un mes pesaría, por lo menos, 5 kg menos y, entonces, podría comer lo que yo quisiera.

Comer con bienestar, con hambre estomacal

Después de dos años de un curso maravilloso que tomé con Marisol y que me abrió los ojos a un mundo nuevo junto con la terapia grupal, ahora puedo ver que soy comedora emocional, no soy obesa, pero sé que con varios kilos menos me vería y me sentiría mejor; no sé si algún día lo logre al 100%, aunque sí sé que no volveré a subir de peso y no comeré sin control.

Ahora evito resolver mis problemas comiendo, pues aprendí a enfrentarlos y ya no le temo a los fines de semana ni a las vacaciones. Quizá existen excesos cuando se me presenta algún platillo favorito o alguna ocasión especial, pero es sólo eso, un momento.

No he vuelto a estar en una dieta con un doctor. Ahora intento comer sano y de manera organizada todos los días; sí es difícil y quizá por eso no soy esbelta, pero lo que como me deja satisfecha en la mente, en la boca y en el estómago.

Hay varios alimentos que casi no como porque no me hacen sentir bien, no los digiero y al ya no existir comidas prohibidas no lo sufro.

Ir al supermercado y llevar una lista de lo que comeremos en la semana me deja muy contenta. Ya no evito ningún pasillo en el que pueda encontrar productos que antes eran imposibles de comprar, porque seguramente me los comería todos. Incluso hay veces que compro chocolates y se me olvida que están ahí por semanas.

Vivir sin restricción, pero con responsabilidad, no ha sido fácil y muchas veces caigo en las costumbres antes aprendidas. Sin embargo, siempre hay una luz o alguna persona que me hace retomar la nueva forma de vida. Me alegra darme cuenta de que soy otra.

Doy gracias a mi esposo por creer en mí a pesar de haber caído mil veces; a mis hijas por escucharme y confiar en mí; a Marisol y a mis tres mosqueteras, pues sin ellas no me habría revalorado como mujer para enfrentar esta aventura, la cual nos ha hecho crecer y mejorar un sinfín de aspectos de nuestra vida diaria.

BETTY

CINCO CONDUCTAS "MENTIROSAS" QUE DESPIERTAN HAMBRE EMOCIONAL

Si tus creencias son insanas y disfuncionales, el comportamiento y los sentimientos que le siguen están basados en ellas, por lo tanto, serán disfuncionales.

KAREN KOENIG

Para los que somos comedores emocionales, la obsesión por controlar el peso y la forma de comer pueden llevarnos muy fácilmente a caer en estas conductas que en lugar de apoyarnos, nos "mienten" y nos llevan a comer de más, dejándonos llenos de culpa y sintiendo que fallamos una vez más.

1. Dieta de emergencia para adelgazar rápido

Ésta es la base de casi todas las dietas. Durante el tiempo que logramos seguirla, nos restringimos de casi todo lo que en realidad nos gusta comer y dependemos totalmente de la fuerza de voluntad, porque el fin es bajar rápidamente de peso. Con el tiempo, esta conducta se vuelve dolorosa y difícil. De pronto, las emociones insatisfechas nos sobrepasan y la fuerza de voluntad ya no es suficiente;

entonces, el hambre emocional resulta triunfante, porque es el único recurso que encontramos para sentirnos mejor, así que nos recetamos una buena dosis de los alimentos que no hemos probado en días.

> La dieta no es la solución, mejor siente y reflexiona sobre tu hambre emocional, pues ahí está la respuesta que estás buscando.

2. Pecar comiendo y, luego, correr

Cuando nos invade algún sentimiento que creemos que nos sobrepasa, nos damos permiso para comer de más. Lo hacemos de forma compulsiva esperando encontrar alivio, pero una vez que paramos, llega la culpa y los reproches. Entonces, para compensar y castigarnos por la cantidad de calorías ingeridas, corremos a hacer ejercicio compulsivamente, hasta que terminamos agotados, pensando que es lo justo por haber pecado con la comida.

Activar el cuerpo todos los días con algún tipo de ejercicio es recomendable, pero no como un modo de compensar los malos hábitos alimenticios.

Cuando comemos sin atención y hacemos ejercicio desmedido, lo único que logramos es no tener salud, ya que el sistema inmunológico se verá afectado por tantas subidas y bajadas de energía. Contrariamente a lo que pensamos, nos arriesgamos a tener alguna descompensación que se manifestará enfermando el cuerpo. ¡Y el hambre emocional seguirá gobernando nuestra voluntad!

Una vez más, la recomendación es comer prestando atención a tus sensaciones, cuidando tu bienestar y activando el cuerpo de forma regular. Más allá de pensar en las calorías que vamos a quemar, se trata de encontrar un ejercicio que nos divierta, que nos inyecte energía y nos motive a seguir practicándolo con entusiasmo.

> Lo que comas en este momento te dirá cómo te sentirás más tarde, y lo mismo sucede con el ejercicio, también tendrá una consecuencia.

3. Pensar que estoy enfermo justifica mi hambre

Culpamos al metabolismo de los kilos de más. Cuando vemos a familiares o a nuestros padres con sobrepeso, es fácil decir que nuestro cuerpo y forma de comer son hereditarios, entonces, resulta sencillo culparlos por nuestro problema.

De esta manera, se vuelve aparentemente aceptable comer sin respetar las necesidades del cuerpo (hambre-saciedad), así como justificar el ingerir de manera desbordada. Como ya hemos dicho, elegimos hacerle caso al hambre emocional para no sentir, para evadir o no afrontar la responsabilidad de nuestra relación con la comida y el sobrepeso.

Es menos doloroso aceptar que nos rechazan por gordos que aceptar que tenemos problemas, cualesquiera que éstos sean. Culpar a la genética o enfermarnos nos victimiza y nos justifica. A menos que estemos diagnosticados por un doctor o que tomemos regularmente algún medicamento por prescripción médica, lo más seguro es que nuestro metabolismo funcione correctamente.

> El hoy sólo depende de ti, de tu actitud y responsabilidad.

4. Como mucho y después...

Sin importar cuánta hambre tenemos, seguimos comiendo, no ponemos atención a las sensaciones de saciedad o simplemente las ignoramos. Sin embargo, cuando nos damos cuenta de que hemos comido demasiado o de que ingerimos alimentos que no estaba permitidos en nuestra dieta porque tienen mucha grasa o porque es comida que engorda, nos asustamos, llega la culpa y queremos deshacernos rápidamente de todo eso que nos metimos al estómago.

Hoy en día, está de moda tomar pastillas que ayuden a reducir o expulsar la grasa, lo que supuestamente evitará que engordemos. Peor aún, usamos medicamentos que nos laxen creyendo que al ir baño sacaremos todo lo que comimos, o bien, nos provocamos el vómito para no quedarnos nada adentro. Estos comportamientos nos pueden llevar a un desorden de la conducta alimentaria denominado bulimia, además de poner en riesgo nuestra salud. Las consecuencias van desde gastritis, esofagitis, mala nutrición, hasta la muerte. **No sirve de nada querer estar delgados** si para conseguirlo sufrimos, al grado de que el maltrato llega a estar justificado, provocando que no nos importe nuestra salud. Si seguimos con esta actitud no seremos felices comiendo ni dejando de comer.

> ¡No dañes tu cuerpo, mejor acéptalo
> y trabaja en nutrir tu bienestar!

5. Comiendo productos *light* no engordo

Cuando vivimos preocupados por el peso y la dieta, creemos saber mucho sobre lo que engorda y lo que no; a veces conocemos más de dietas que del verdadero valor nutricional de la comida.

Entramos al supermercado con la firme promesa de que compraremos productos que no engorden, esta vez nos apegaremos a la lista, a lo que en verdad se necesita en casa. Y conforme caminamos por los pasillos, vamos descubriendo la publicidad de los productos que están en los anaqueles: "menos de 90 calorías por barrita de cereal", "mantequilla *light*", "yogurt sin grasa", "pan *light*", "chocolate sin azúcar", "mermelada *light*"; damos un suspiro de alegría y pensamos que si es *light*, natural, sin azúcar y bajo en grasas, entonces la lista ya no importa y metemos todo al carrito.

Llegamos a casa y, en cuanto podemos, empezamos a comer lo recién comprado repitiéndonos constantemente "no engorda, es *light*"; probamos algo de cada paquete.

En cuestión de días, ya se acabó todo, pero no vemos cambios y, entonces, nos preguntamos "si me cuido por qué no bajo de peso o engordo".

Es verdad que algunos de estos productos nos ayudan a no consumir tanta grasa o azúcar, pero, una vez más, si no ponemos atención a las sensaciones naturales de hambre y saciedad y sencillamente los ingerimos porque son bajos en calorías, el hambre emocional seguirá dominado nuestra forma de comer.

Es importante recordar que todo lo que nos llevamos a la boca entra al cuerpo y que para los que somos comedores emocionales no sólo importa qué comemos sino cómo lo comemos. Debemos hacernos conscientes de si es para saciar al estómago o para tapar las emociones.

> Los productos *light* pueden engañarnos por un momento, pero el cuerpo, tarde o temprano, reflejará nuestra forma de comer.

En conclusión

Deja de ver tu forma de comer y a la comida como tus enemigas. Reconcíliate con ellas y úsalas como una herramienta que te ayudará a redescubrirte, a ver quién eres en realidad.

Haz a un lado la idea de que lo *light* no engorda; mejor ocúpate de obtener un verdadero bienestar y dejar que la búsqueda de sentirte satisfecha y con energía sea la que te oriente al elegir tu forma de comer y de vivir.

Cuando logres darte bienestar, notarás que el resto se da por añadidura. Ya no querrás maltratarte ni dolerte por gorda, querrás sentirte bien contigo.

Escucha a tu hambre estomacal, atiéndela y deja de comer al sentirte satisfecho. Siente tu hambre emocional y dale lo que necesita, que seguro no es comida.

El acto de comer es maravilloso porque involucra placer, pero este placer debe satisfacer el hambre fisiológica, la estomacal, no debe verse como el simple hecho de estar metiendo alimentos a la boca. Cuando dejemos de castigarnos y de culparnos por la forma como comemos y empecemos a analizar nuestro comportamiento alrededor de la comida, podremos descubrir una infinidad de conductas emocionales que nos llevan a comer de forma compulsiva y que requieren ser atendidas.

CAPÍTULO 3

~~~~~~~~~~

CAMBIANDO MIS CREENCIAS GORDAS

¿MAQUILLANDO MI GORDURA?

La forma de nuestro cuerpo es el reflejo de
nuestras creencias, para cambiar tu cuerpo primero
deberás entender qué lo está formando.
GENEEN ROTH

Tenía menos de nueve años cuando inició mi tortuoso
camino por el valle de los kilos, las calorías y la báscula. Junto a ellos, un mundo de creencias se iba pegando
como calcomanías en mi mente, en mis recuerdos y en
mis mecanismos para sobrevivir.

Ya en secundaria, creo que en segundo grado, fuimos a
bailar al lugar de moda varias amigas y yo. Mientras nos
arreglábamos en casa de una de ellas, yo me miraba en el
espejo y pensaba "qué fea me veo, ¡parezco tinaco con patas!
De verdad, soy la más fea del grupo". Desde ese momento
empecé a pasarla mal. Una de ellas, la hermana mayor de
la dueña de la casa, comenzó a maquillarse con sombras
en los ojos. "¡Se le ven increíbles!", pensé. Entonces, se me
hizo fácil tratar de maquillarme parecido, pero en realidad
era la primera vez que usaba sombras de tantos colores;
sin embargo, imaginaba que así nadie vería mi gordura.

Llegamos al lugar, nos dieron mesa de pista, empezó
la música y nos pusimos a bailar en la mesa. Estaba oscuro, lo que me daba otro argumento para pensar que nadie

vería mi cuerpo. En aquella época, era poco usual que las mujeres bailaran solas, lo adecuado, y vaya que yo quería sentirme adecuada y aceptada, era que los chavos te sacaran a bailar. Así, empezaron a desfilar hacia la pista cada una de mis amigas y yo... no me paré en toda la noche.

Me sentía avergonzada y triste porque una vez más el hecho de estar gorda me había arruinado la noche. Y una vez más llegue a mi casa y las quesadillas fueron mi compañía.

Años más tarde, limpiando mi cuarto y guardando mis cosas para mudarnos de casa, encontré la foto de ese día, me dio mucho gusto verla, pero al mismo tiempo sentía un dolor en el alma al recordar lo decepcionada que terminé esa noche. Ya estaba estudiando el diplomado en Desarrollo Humano y tomaba terapia de grupo; ahí nos pidieron que lleváramos una foto de un momento doloroso, así que yo elegí ésa. Con la terapia cambió por completo mi creencia de lo que había pasado. En primer lugar, no me veía tan gorda como yo imaginaba; y en segundo, el maquillaje había surtido efecto, pues todas notaron la sombra verde con rosa que cubría mis hermosos ojos. No paraban de decirme que era lógico que al ver ese maquillaje de payaso no se me quisieran acercar, que efectivamente puse un escudo para que no me lastimaran. Esa foto sigue guardada en un cajón de mi casa, simplemente como testigo de mi cambio y para que no se me olvide todo lo que he aprendido.

Cuando empecé a trabajar con las ideas que dirigían mi vida, me di cuenta de cuánto estorban, de que nos meten el pie a cada rato y nos dejan aún más lastimados. Es agotador, ya que nos alejan de nuestras necesidades reales y nos llevan a seguir atendiendo sólo el síntoma, impidiendo vernos a nosotros mismos. Somos mucho más que un cuerpo, más que unos números marcados en la talla de la ropa o en la báscula.

En este capítulo trataré de explicar cómo muchas de nuestras creencias nos sabotean y cómo, en lugar de ayudarnos a liberar la obsesión por el peso y la báscula, nos meten el pie, alejándonos cada vez más de lo que queremos alcanzar: plenitud y amor. La realidad es que mientras no trabajemos en desmembrarlas y actualizarlas, las conductas aprendidas no cambiarán y regresaremos al mismo lugar una y otra vez.

TESTIMONIO

Mi camino del hambre emocional al hambre estomacal

Comer para calmar los sentimientos que yo consideraba desagradables, como el rechazo, un mal día, una decepción, era lo normal. No conocía otra cosa. Lo aprendí muy pronto y se volvió mi mecanismo de defensa frente un mundo que muchas veces puede ser hostil y complejo. El comer así, sin darme cuenta, sólo me llevaba a más culpa, a sentirme inferior, fea y con poco control de mí misma, pues casi siempre esas comidas con las que intentaba bloquear los sentimientos indeseables terminaban en un ¡atracón de lo que fuera! Empezaba con alimentos dulces y terminaba "atacando" el refrigerador, la despensa y la tiendita de la esquina. Casi siempre ocurría por la tarde o por la noche, cuando la ansiedad o el estrés eran incontrolables, y no conocía otra forma de calmarlos. Ahora sé que intentar callarlos no hace que se vayan, sólo los vuelve más fuertes y los convierte en un juez interno que grita "¡eres una gorda incontrolable!", lo cual me lleva a sentir que no merezco nada bueno. Comer para tratar de calmar el hambre emocional sólo me trajo *más dolor, depresión y un cansancio que ya no podía soportar.*

Comer con atención y conciencia, dándome cuenta de mí y de lo que siento, sin pretender tapar o guardar debajo del tapete las emociones dolorosas, me ha hecho más fuerte, más segura, comprensiva y paciente conmigo. Hacer mis viejas creencias a un lado y aprender a reconocer el hambre estomacal me ha enseñado a cuidar de mí; esto no significa que los sentimientos desagradables no existan, significa que ahora puedo identificarlos, darles un nombre y espacio para sentirlos, expresarlos y dejarlos ir.

Esto me llevó tiempo, busqué ayuda y, afortunadamente, la encontré; primero en el taller donde descubrí mi relación con la comida y después en la terapia de grupo. Me di cuenta de que no soy la única, de que hay otras mujeres que, como yo, desean acabar con el sufrimiento que el comer emocional provoca, que implica trabajo y estar alerta cada día, porque ser *comedor emocional* es algo que me va a acompañar toda la vida. Sin embargo, ahora tengo herramientas para convivir con esa parte de mí y sé que la vida dista mucho de ser perfecta, pero sé que al cuidar de mí se ha vuelto un lugar mejor, un sitio en el que puedo abrazar mi vulnerabilidad y olvidarme de ser perfecta. Ahora sé que es posible soltar el dolor y vivir mejor.

Ana

MIS CREENCIAS, MORDIDA A MORDIDA. EL SÍNTOMA DE LA MALA RELACIÓN CON LA COMIDA

La libertad implica reflexión, la autenticidad implica romper condicionamientos, aceptarse y hacerse responsable para construirse a través de las propias equivocaciones o aciertos, para enfrentar y disfrutar del mundo que uno mismo se ha creado.

YOLANDA SANTILLÁN

Para cada uno de nosotros, la mala relación con la comida surgió de diferente manera y son muchos los factores que intervinieron, casi siempre de forma inconsciente. La mayoría de los casos que conozco empezaron desde la pubertad, pero también pueden haber iniciado en la edad adulta o quizá después de la maternidad. Darnos cuenta de que tenemos una mala relación con la comida es el primer paso para sanar. Es importante que trabajes en ti, que seas un investigador curioso de ti mismo mientras lees y haces los ejercicios de este libro.

En general, los comedores emocionales intentamos llenar un vacío que parece no tener fin, le damos más y más comida y nunca se va por completo. Esto nos pasa porque queremos llenar un vacío emocional con algo material, en este caso con comida. Aunque el vacío se siente en el cuerpo, yo lo describo con un hoyo en el corazón o en el alma:

mientras no le demos lo que en verdad nos está pidiendo, no desaparecerá, por eso la importancia de indagar dentro de nosotros.

Tenemos muchas creencias alrededor de la comida y del sobrepeso, las cuales se han ido formando en nuestro interior, algunas basadas en nuestra experiencia o en las costumbres y la educación que recibimos; y otras tantas ni siquiera sabemos si las leímos, alguien nos lo dijo o en complicidad con los amigos se grabaron en nuestro inconsciente, pero las escuchamos como pequeñas voces todo el tiempo, incluso nos gritan al oído como si estuvieran paradas junto a nosotros. Es inevitable escucharlas.

* Si no comes todo lo que hay en tu plato, no hay postre.
* Si no comes lo suficiente, te vas a enfermar.
* Cómetelo para que tu abuelito, que está en cielo, se sienta orgulloso de ti.
* Tantos niños en el mundo que no tienen qué comer y tú no te lo terminas.
* En esta casa no se desperdicia la comida.
* En esta casa no hay gordos, tampoco pan o pasteles.
* Como te quiero consentir, te hice tu platillo favorito.
* A los gordos nadie los quiere, debes cuidarte.
* Es de mala educación no terminarse la comida.
* Sólo haciendo una dieta sin carbohidratos bajas de peso, aunque te mueras de hambre.
* La belleza cuesta, así que ya deja de comer.
* Las niñas gordas no se casan.
* Los hombres gordos no tienen éxito y dinero.
* Sólo las flacas son felices.

* Las flacas son más exitosas que las gordas.
* Los hombres gordos no sufren por el peso.
* Los gordos no merecemos comer rico.
* Los pasteles y chocolates están prohibidos para los gorditos.
* Sólo las flacas son bonitas.

Existe un sinfín de frases más que nos han llevado a tener esta relación amor-odio con la comida.

Hagamos un ejercicio

1. Siéntate en un lugar cómodo y tranquilo. De preferencia, que sea a solas.
2. Recuerda cuando eras niño y comías en familia.
3. Recuerda las pláticas que tenías en tu adolescencia con tus amigos.
4. Pregúntate:
   a) ¿Cuáles son tus creencias?
   b) ¿Cuáles son las ideas que te repites antes de comer y mientras comes?
5. Anótalas y revisa:
   a) ¿Las quieres seguir cargando?
   b) ¿Te pertenecen a ti o alguien más te las dijo?
   c) ¿Quieres seguir obedeciéndolas?

Cuando era niña, me servían de comer la misma cantidad que a mi hermano, que es ocho años mayor que yo, además de ser varón. Y, por otro lado, me ayudaban a seguir la dieta limitando los postres, el pan, la tortilla y la comida chatarra. En mi casa, diario se compraba una bolsa de bolillos o teleras y una de pan de dulce, y para mí era un martirio no comer nada que saliera del papel de estraza. Así llegó la incongruencia a mi vida. Ante la frase "termina de comer", mi creencia era "cómete todo lo que está en tu plato, pero cuida la cantidad que comes porque estás gorda y a dieta"; y frente a la frase "no comas pan ni tortilla porque engordan", mi creencia era "los demás sí pueden comerlo, pero yo no lo merezco". Y así me fui llenando de ideas que saboteaban mi forma de comer y me dejaban dolida.

Hace algunos años fui al doctor, no entendía por qué si comía bajo el lema "come frutas y verduras", el cual repiten en la radio, la televisión y en cada dieta, no lograba sentirme bien del estómago. Después de platicar un rato sobre mi alimentación, hábitos de ejercicio y mi salud en general, la doctora me explicó que hay organismos que no toleran los alimentos que fermentan y se inflaman causando malestar o colitis. Y en mi caso era la fruta. Tuve que **cambiar la creencia** de que "comer sano tiene que incluir fruta en el día a día" y empecé a explorar mi propio **bienestar**, haciendo prueba y error para saber cuáles frutas podía incluir en mi alimentación y en qué cantidad para no sentirme en restricción y darle congruencia a mi forma de comer.

QUERER SER "NIÑA BUENA"

Cuando buscamos quedar bien con todos, nos cuesta traba-jo decir "no" y terminamos diciendo "sí". Buscamos ayudar siempre que podemos. Queremos ser agradables hacien-do chistes, prestando atención y dando buena cara. Desea-mos ser un ejemplo de generosidad, complacencia, afecto, amabilidad, consideración. ¡Qué cansado! "Hacer" para que los otros estén bien nos da la sensación de aceptación y disimula el miedo al abandono, pero esto nos deja sin es-pacio para vernos y atendernos a nosotros mismos; enton-ces, es natural que quieras consentirte con un buen plato de comida o un rico postre, pues te mereces un premio por tanto esfuerzo.

Y cuando no recibimos lo que esperamos, lo que una "niña buena" merece, nos aterra, nos deja llenos de frus-tración y, a manera de consuelo, volvemos al camino cono-cido: la comida como antídoto para la decepción. Querer ser la niña buena implica ver las necesidades de los otros y estar al pendiente de cuidarlos; significa dejar de cuidar-nos a nosotros mismos al centrar la atención en lo que pasa afuera, quedándonos sin espacio para mirar lo que sucede dentro.

Al llegar al taller "Mi relación con la comida®, un mundo de emociones", Carmen contó que a su amiga le regalaron una bolsa de marca que ella jamás podrá comprarse. Este hecho le hizo sentir envidia, olvidándose de ser "niña buena"; se preguntó cómo podía sentirse así por un asunto tan irrelevante. Entonces, se dedicó a comer nueces de la India. ¡El bote completo! Ya hastiada del sabor, se percató de lo que hizo y comenzó a regañarse e insultarse por tragona. Revisando juntas lo que pasó y focalizando la atención en lo que ella sentía más allá del hecho en sí, se dio cuenta de que necesitaba hacer algo que la llevara a ser "mala niña" para poderse regañar, y como no aceptaba la envidia, que fue el sentimiento que la condujo a las nueces, optó por insultarse hasta que se cansó de comer.

COMO PROTECCIÓN

Cuando creemos que la vida no nos responde como quisiéramos, empezamos a sentirnos desprotegidos frente a la injusticia, la agresión o el abuso. Por ejemplo, Carla vive con sus papás en casa de sus abuelos, es hija única y se siente excluida o rechazada en las conversaciones de los adultos, pues le dicen "tú no entiendes, vete a jugar"; y cuando alguien la regaña, únicamente encuentra las miradas de desaprobación. Para protegerse, sólo le queda crecer, es decir, ocupar el volumen de un adulto por medio de la gordura. Tere, por otro lado, creció en un hogar donde los golpes eran la manera más fácil de tener quietos a los niños; entonces, para protegerse, encontró un remedio: comer para ganar fuerza y poder defenderse.

En algunos casos, cuando éramos niños o pasábamos por la difícil adolescencia, nos sentimos no escuchados o poco comprendidos cuando expresamos nuestros sentimientos. Quizá nos sentimos humillados ante bromas familiares que no entendíamos; tal vez hubo mucha exigencia de nuestros padres o maestros y eso no hacía sentir impotentes o poco valorados; cualquiera que haya sido la historia, decidimos crear un escudo que pusiera distancia entre nuestro corazón y el entorno, para que todo aquello que nos lastimaba no pudiera traspasarlo y se mantuviera lejos, y el volumen corporal se vuelve el mejor aliado.

El doctor Christopher G. Fairburn en su libro *La superación de los atracones de comida* menciona que estudios de la Universidad de Leicester, Inglaterra, revelan que el 31% de las mujeres estudiadas con trastornos de la conducta alimentaria han experimentado algún evento como abuso sexual.

Es común que ante un abuso sexual creemos una capa protectora que nos haga menos atractivas para el sexo opuesto, que evite que nos sintamos vistas y, por tanto, que impida que seamos tocadas, de esta manera, nuestro espacio vital no se verá trasgredido. Para mantener a distancia al agresor, el cuerpo reacciona y crea una capa muy sólida: la grasa.

El abuso sexual puede entenderse desde una mirada hasta un evento de maltrato físico; esto dependerá de cómo lo interpreta la persona a partir su experiencia. Por ejemplo, en el hogar de Paty, su madrastra y su papá se consideran muy abiertos respecto al tema de la sexualidad; así que deciden andar desnudos por la casa y prohibir que las puertas están cerradas, sin imaginarse que esto puede representar un problema para el resto de los habitantes. Paty sentía que no era respetada, tenía que vestirse apresurada y con la luz apagada para que nadie la viera, inclusive entrar al baño era un problema; así que su manera de enfrentar la situación era escondiéndose detrás su plato de comida por horas.

La agresión física y el abuso sexual requieren ser tratados para entender qué pasó; en este sentido, la culpa, la vergüenza y el enojo pueden ser asimilados desde una nueva perspectiva que lleve al perdón y la comprensión amorosa.

No hay nada malo en pedir ayuda.
Te recomiendo tomar algún tipo de terapia
con un especialista en el tema de abuso
sexual para que puedas superar los momentos
dolorosos de esta experiencia.

COMO ANALGÉSICO

Recuerdo que durante mucho tiempo fui muy enfermiza, al grado de que en la edad adulta, durante cuatro años, tuve una cirugía por año. En algún momento pensé que era hipocondríaca, pero al platicarlo con una de mis terapeutas, Mónica M., logré cambiar la idea que rondaba en mi cabeza: "Existimos personas que sencillamente así somos, nos enfermamos de verdad. No hay nada malo en ello, simplemente nos pasa". Su tono fue tan amoroso y lleno de aceptación que me ayudó a asimilar que mi organismo es así. Cada momento previo a la cirugía, cuando me sentía con dolor de cabeza o malestar general, me daban ganas de comer, de usar la comida como anestesia para sobrellevar el padecimiento. ¡En mi bolsa siempre cargaba con cualquier tipo de analgésico! Para la cabeza, el estómago, el dolor muscular, pero si éstos no cumplían con el efecto, pues ¡a comer!

La mayoría de las veces terminaba comiendo porque sentía que me dolía el corazón, el alma, pero lo que en realidad necesitaba era consuelo, palabras y brazos que me ayudaran a sobrellevar el momento. Una vez más, el hambre emocional se apoderaba de mí.

Como analgésico

El hambre emocional es una respuesta cuando nos sentimos incómodos; a veces esta incomodidad es física: dolor de cuerpo por cansancio; garganta seca porque necesita hidratarse o tenemos sed; dolor de cabeza, de estómago o cualquier tipo de malestar físico. Otras veces nos sentimos lastimados o heridos y no sabemos cómo lidiar con ese sentimiento que parece que nos quema el pecho, que hace que nos hierva la sangre o que nos rompe el corazón. Querer calmar "eso que duele" porque es lo "urgente", aunque no cubra la necesidad real, únicamente hará que el malestar vuelva junto con la exigencia del analgésico, o sea, comer. Nuevamente, la respuesta consiste en escuchar al cuerpo sin querer evitarlo, hay que dejar que sea éste quien nos diga lo que está pasando. Recuerda que todo es pasajero y que cualquier sensación, si es bien atendida, tarde o temprano terminará. Resistirte en vez de averiguar qué es lo que te está sucediendo sólo hará que la incomodidad permanezca por mucho más tiempo.

MIEDO A PEDIR CUANDO
NO HUBO ANTES

En una de mis tantas experiencias en el quirófano, me descubrieron ganglios en la axila derecha. Inmediatamente, hicimos cita con el oncólogo, quien nos dijo que la intervención sería al siguiente día. Entrar a la sala de operaciones era lo de menos y lidiar con la recuperación no me angustiaba, pero esperar el resultado de patología ¡me daba terror! Fueron los quince días más difíciles de mi vida, pensaba que mis hijos eran muy pequeños y que necesitaban a su mamá todavía por un buen rato. Pensar en cáncer me quitaba el sueño y hasta la respiración, incluso ahora que lo estoy escribiendo percibo que se me cierra la garganta y el cuerpo se aprieta.

Mi esposo, que siempre ha sido una pareja excepcional, pues es amoroso y un gran compañero de vida, me irritaba. Me parecía imposible estar mucho tiempo junto a él, ya que tenía ganas de aventarme a sus brazos y llorar y llorar hasta quedarme sin lágrimas, pero sencillamente ¡no podía! No sabía cómo acercarme, me daba miedo pedir lo que en muchas ocasiones pedí de niña y no hubo, fuera consuelo, comprensión o acompañamiento. Durante esos quince días, me recuerdo comiendo todo el tiempo, quizá en cantidades pequeñas, aunque sin parar: café con galletas, papas con Miguelito, manzana con Nutella, quesadillas. Sin embargo, lo que necesitaba era que él llorara conmigo.

Una noche, mientras nos poníamos la pijama, me atreví a decirle "tengo miedo y necesito que me abraces". Y fue como magia cuando lo hizo, lloramos juntos. Platicamos sobre el miedo que compartíamos ante la posibilidad del cáncer; fue un momento maravilloso, no sólo por la comprensión y el amor de mi esposo, sino también por la reconciliación entre las ideas del "miedo a pedir" y "si antes no hubo, ahora tampoco". Entendí que él estaba igual que yo, temeroso de tocar el tema. Descubrí que se vale pedir y que muy probablemente encuentre lo que estoy necesitando.

Gracias a Dios, los resultados de patología salieron negativos al cáncer, fue sólo una infección que dejó cicatrices en la axila años atrás.

Al igual que me pasaba a mí, en mis talleres y en mi consultorio escucho con frecuencia lo mismo: "no sé pedir", "me da miedo que al pedirlo salga lastimada si me dicen que no". Y así le pedimos a la comida que se vuelva todo aquello que no recibimos del entorno y de nuestros seres queridos. Creemos que esos alimentos dulces nos darán la dulzura que anhelamos, pero al final quedamos igual que al principio, sin encontrar aquello que no hubo.

LA COMIDA COMO REGALO

En las culturas latinoamericanas es común que los alimentos sean una forma de halago, pues preparar comida para los demás se considera un gran regalo y el rechazo, una ofensa. Festejamos algo y el invitado principal pareciera ser "lo que serviremos de comer". Increíble pero cierto, vamos a visitar a un enfermo al hospital y llevamos galletitas, dulces o chocolates. ¿Has notado que muchos de los alimentos que venden en las tiendas de los hospitales pueden ser nocivos para el enfermo?

Por ejemplo, Laura decidió que después de bajar 78 kilos necesitaba arreglar su cuerpo con una cirugía plástica que "le quitara el cuero que le sobraba". En los días que estuvo en el hospital, varios de sus seres queridos le llevaron como muestra de cariño chocolates. Su marido tenía listas botellitas de agua y galletas para las visitas, lo que para ella era una tortura de tan sólo saber que estaban ahí. Ya en su casa, su mamá le preparó, con mucho amor, el desayuno favorito de su infancia (hot cakes con leche condensada). Entonces, explotó y le gritó a su mamá que estaba tratando de conservarse flaca y que cómo le preparaba eso para desayunar.

Para los que tenemos una mala relación con la comida y, por lo tanto, con las emociones, esta forma de recibir amor se vuelve habitual y nos lleva fácilmente a comer sin hambre estomacal. ¿Cómo decirle que no a la abuela?, ¿cómo despreciar algo tan rico y que, además, es regalado?, ¿cómo dejar ir las estrellitas para el café gratis? Vivimos en una sociedad en la que rechazar lo que nos dan de comer es de mala educación; pensamos que agradecer el detalle debe ser comerlo y, aunque no nos guste, decir "¡está muy rico, delicioso, gracias!". Pareciera que la gratitud no es suficiente y que, aun sin hambre estomacal, debemos comerlo para no dañar los sentimientos de quien tan amablemente nos lo regaló. Sin hacernos conscientes del todo, estamos pasando por encima de nosotros, es decir, nos dejamos de escuchar para agradarle a otros, para ser aceptados y que nos sigan queriendo.

Recuerdo la primera vez que fui a casa de mi suegra, donde acostumbran a comer mucho picante. Ella muy amablemente hizo chile con queso, el cual estaba preparado con chilaca, un chile que realmente no pica, pero lo que no me dijo es que también tenía jalapeño. Me picaba muchísimo, sentía caliente la boca, pero me daba pena decirle que no podía comerlo porque estaba muy picante, además, nos estábamos conociendo. ¿Qué iba a pensar de mí? Entonces, me aguanté y me lo comí casi todo. Obvio, en la noche me dolía el estómago y no podía dormir. La resaca del chile duró algunos días más limitando mi calidad de vida.

> Decir que SÍ cuando quieres decir NO te llevará al refrigerador o a las galletas, y tampoco podrás decir que NO.

LAS COSTUMBRES FAMILIARES

¿Recuerdas las frases que mencioné sobre el amor-odio con la comida? Pues la mayoría son reflejo de lo que escuchamos en casa, mientras comíamos, nos vestíamos o en las pláticas del día a día. En mi familia, hablar de la dieta o de lo gordas que estábamos las mujeres era tema de cada reunión. Recuerdo que una exnovia de mi hermano, que al igual que nosotras enfrentaba la lucha diaria con el peso, se sentía atacada con el tema, pensaba que todo lo que decíamos era una indirecta para ella y, aunque no era así, nunca se sintió a gusto en la mesa. Mi cuñado, quien nunca ha tenido una mala relación con la comida, varias veces nos hizo ver que ya era una costumbre familiar y que a él le parecía molesto que no tuviéramos otro tema de conversación o que siempre saliera a relucir el aspecto corporal.

A veces no nos damos cuenta de que las palabras usadas en casa pueden afectar el comportamiento o la autoestima de la familia. Se vuelve una costumbre, un tema que brinda unión, quizá sirve para evitar tocar algún otro tema más doloroso o una dificultad por enfrentar. En mi caso, crecí creyendo que luchar con la talla y la dieta era un boleto para pertenecer a las mujeres de la casa.

Si crecimos en una familia donde los premios y las caricias se hacían a través de dulces, galletas o frituras, es natural que queramos comerlos para sentirnos queridos y mimados. O bien, si vivimos en una familia donde las discusiones o el enojo se terminaban al compartir una rica cena, es normal que cuando experimentemos molestia, enojo o decepción queramos seguir haciendo lo mismo: conciliar por medio de la comida.

Por ejemplo, una de las pacientes más jóvenes que he atendido, dieciséis años, tenía temor de comer frente a su papá, quien le repetía constantemente que si seguía subiendo de peso no encontraría novio; y, por otro lado, también le daba miedo no obedecer a su mamá cuando le servía la comida y le pedía que terminara todo su plato. Así que a veces se quedaba con hambre o comía sin hambre. Ante esto, se daba permiso de comer lo que le gustaba en la escuela.

Mi papá trabajaba vendiendo a dulcerías, papelerías y farmacias, así que pasaba la mayor parte del tiempo viajando, sólo volvía a casa los fines de semana que podía o en las vacaciones. Aunque extrañaba mucho su presencia, tuve un papá con la oportunidad de compartir con nosotros todos y cada uno de los días de vacaciones escolares, lo cual fue maravilloso. Cada que regresaba, llegaba cargado con dulces típicos de la ciudad en la que hubiese trabajado. Para mí era una muestra de cariño y un premio de consolación por su ausencia; por semanas me dedicaba a comerlos, cada mordida, cada tronido en mi boca eran una muestra de su presencia y de su amor. Por supuesto, cada vez que me metía al clóset a comer dulces, también era sentir un pedacito de mi papá dentro de mí.

La próxima vez que busques en la alacena o en el refrigerador sin hambre estomacal, reflexiona... ¿A qué costumbre familiar estás obedeciendo?

LA NUTRICIÓN DE MAMÁ

Cuando somos pequeños y mamá nos alimenta con ternura, viéndonos a los ojos y abrazados, nos proporciona una nutrición completa, tanto en lo emocional como en lo alimenticio. En esta etapa y quizá ya un poco más grandes, incluso cuando ya no somos alimentados con biberón o pecho materno, es usual que el chupón funja como un gran tranquilizador. Por ejemplo, cuando las mamás están ocupadas, manejando o en un momento en el que no pueden brindar atención, los pequeños buscarán como sustituto el biberón o el chupón; pero si ya no tienen éstos, estarán los dulces.

Si siendo adolescentes o adultos tuvimos la dicha de contar con una mamá amorosa y consentidora que, cada vez que atravesábamos por una dificultad, nos apapachó con su compañía mientras disfrutábamos de una rica merienda, es natural que hoy sigamos buscando en la comida ese refugio acogedor donde nos sentimos llenos de consuelo y protección.

Si por el contrario, nos hemos pasado la vida deseando ser aceptados y amados por una madre ausente o que no supo cómo demostrarnos amor, seguiremos buscando en la comida ese cariño que siempre está, que no se va y que no nos abandonará. Sin embargo, es algo que seguramente nunca te ha faltado, ya que de otra manera no estarías leyendo este libro.

Por ejemplo, Perla me cuenta que está cansada de comer todos los años el pan que horneaba su mamá para festejar Navidad, pues ahora que su madre no está, la tradición recae en ella. Así, cada 25 de diciembre se levanta temprano para hornear el pan con el que van a desayunar. Reconoce que no le gusta el sabor y menos despertarse tan temprano después de la desvelada de la noche anterior; sin embargo, es una manera de sentir que su mamá está presente en ese día tan importante. Durante la sesión de terapia, Perla reconoce que extraña a su mamá y que ya no es necesario hornear ni comer el pan para saber que está con ella; también se da cuenta de que gracias a su mamá ella existe, y que sus hijos llegaron a esta vida gracias a la existencia de su abuela. Perla decide que debe haber nuevas tradiciones en casa, así como que debe honrar a su madre sin necesidad de recurrir a la comida.

PORQUE AHORA
YO ME LO PUEDO DAR

Pasar años de carencia económica reflejada en la mesa de nuestra casa; quedarnos con las ganas de comer más del alimento que nos gustaba; saber que el postre, la carne o el pescado eran para ocasiones especiales; ver que en otras casas sí había carne todos los días y disfrutar de ser invitados para compartirla; que nuestras figuras parentales nos exigieran comer sano y que hubiera muchos alimentos prohibidos; que la alacena estuviera repleta de cosas ricas, pero bajo llave... Cualquiera que haya sido la razón, justificable o no, crecimos con las ganas de tenerlo y la sensación de carencia. Ante esto, pudimos hacernos la promesa consciente de que algún día "tendríamos dinero y nos lo comeríamos" o que "nadie podría decirnos que no". O tal vez le hicimos esa promesa inconsciente a nuestro niño herido, que se despierta cuando tenemos el plato lleno de comida y nos pide terminarlo.

En el siguiente caso, Inés creció en una familia donde los recursos económicos no permitían que hubiera carne y pan de dulce todos los días, y los helados eran sólo para el día de cumpleaños y únicamente se le compraba al festejado. Como actualmente tiene un buen sueldo, ha decidido

que comerá carne todos los días y el postre, que generalmente es helado, no lo perdona. Ahora ya puede dárselo.

Alex, por su parte, siempre ha tenido una vida donde no
le ha faltado nada, escuela privada, viajes y hasta chofer;
sin embargo, su mamá, que era ahorrativa y conservadora
con el dinero, no siempre les preparaba algo rico de comer,
y los platillos con pescado y grandes cortes de carne eran
exclusivamente para el señor de la casa. Alex se prometió,
desde que era adolescente, que cuando ganara su propio
dinero nadie podría decirle qué comer. Y una forma de mantener esa promesa es llenando su boca con suculentos
platillos hasta que su estómago queda completamente
lleno.

Tanto Inés como Alex comen de más para cubrir sus
necesidades del pasado, sin darse cuenta de que su calidad de vida se ve más afectada que recompensada y que
su pasado no cambiará.

PARA CASTIGARNOS

Para muchos de nosotros, que somos comedores emocionales, el momento de estar frente a la comida se ha vuelto un pleito entre comer lo permitido y lo prohibido, entre si merecemos comerlo o nos castigamos por algo que ingerimos con anterioridad o porque creemos que le hemos fallado a una persona, a un familiar, a una regla de educación o en el trabajo. La forma de reprendernos seguramente será utilizando la comida de la misma forma en que la hemos usado para consentirnos o premiarnos, sólo que en esta ocasión es para castigarnos por lo que hicimos o por lo que sentimos.

Rosa, por ejemplo, lleva algún tiempo trabajando en sanar su relación con la comida. Después de tomar el taller "Mi relación con la comida®, un mundo de emociones", siguió con su proceso en terapia individual; ha logrado cada día ser más clara con lo que siente, ahora distingue y atiende sus tipos de hambre y se ejercita con regularidad. Ha conseguido ponerse límites más claros y, por consecuencia, a su entorno. Sin embargo, hace unas semanas su mamá enfermó y la tuvieron que llevar al hospital, estuvo pocos días internada y terminó de recuperarse en casa.

Durante este momento de crisis familiar, Rosa no tuvo cabeza para sentir hambre real y descuidó su forma de comer, lo que le ha traído malestar estomacal y emocional, no sólo por sentirse decepcionada de ella misma sino porque no entiende cómo queriendo tanto a sus hermanos puede sentirse tan enojada con ellos y pensar que son malagradecidos. Al mismo tiempo, no comprende por qué ella, que es la menor de los cuatro, es quien se hace responsable de tomar decisiones y de cuidar a su mamá, mientras que sus hermanos sólo dicen que ninguno tiene tiempo, sin considerar que ella también tiene hijos y casa que cuidar.

Luego de escuchar su propio relato, nos pusimos a platicar sobre cómo se sentía. Y ella volvió a repetir: "fueron días difíciles, pero lo que no entiendo es cómo puedo sentirme tan enojada con ellos queriéndolos tanto". Continuamos indagando en sus sentimientos y se dio cuenta de que una forma de castigarse por estar enojada con sus hermanos era comer de más para, así, enojarse con ella y no con ellos.

Igual que Rosa, muchas veces nos castigamos a nosotros mismos por lo que sentimos, ya sea porque no nos lo permite nuestra educación, porque dejamos de ser la "niña buena" o porque nuestras ideas gordas no nos dejan ver con claridad.

Recuerdo que cuando tenía diecinueve años regresé a México con 10 kilos más, después de vivir en Estados Unidos. Al abrir mi clóset y tratar de ponerme la ropa que había dejado, los pantalones no me cerraban y algunas blusas tampoco. Me sentía gorda y muy arrepentida por todo lo que había comido estando fuera de casa; no dejaba de insultarme y regañarme por estar "tan marrana". Estaba tan enojada que agarré uno de mis suéteres consentidos, que ya no me quedaba, y lo corté con las tijeras mientras lloraba. Seguí buscando entre mi ropa y únicamente me quedaba la que traía en la maleta. Después de ver el suéter en el bote de basura y mi cara hinchada de tanto llorar, decidí que lo único que podía hacer era recurrir a la dieta y a las pastillas; prácticamente tenía que coserme la boca para dejar de tragar, pues "las gordas no merecemos comer las cosas ricas porque engordan". Además de los insultos y de haber roto el suéter, utilicé como castigo privarme de todos esos alimentos que tanto me gustaban. Bajé de peso, pero al poco tiempo volví a recuperar varios kilos.

Es como si pensáramos que con castigarnos vamos a encontrar alivio, cuando es todo lo contrario; al final, nos quedamos aún más lastimados que al principio y muchas veces sin tener claridad de lo que hacemos o sentimos.

PARA TENER EL CONTROL

Algunas veces sentimos que la situación en la que vivimos está fuera de nuestro control, ya sea porque hay caos en el entorno familiar por un pariente alcohólico o drogadicto; por la mala relación de los padres, la cual genera discusiones y tensión constante; por la rigidez o falta de límites; por tener una pareja que controla absolutamente todo, invalidando nuestras opiniones; por el control con el dinero, el trabajo, los tiempos de tareas, las demostraciones de afecto, de sexo; por la enfermedad de un ser querido o de nosotros, etcétera. Estas situaciones presentan algunos de los factores que nos hacen sentir que no tenemos control y que vivimos controlados; en respuesta a ello y como un camino compensatorio, ejercemos control sobre la comida.

Entonces, se empieza a notar en nuestro cuerpo el peso que cargamos en la vida, por eso tantos intentos fallidos para soltar el sobrepeso. Comemos como nos gustaría vivir: sin control, sin límites, sin responsabilidad y de forma compulsiva. Sin embargo, cuando sentimos que no nos controlamos a nosotros mismos, empezamos el camino inverso: restricción, límites excesivos y aparente responsabilidad de lo que comemos. Y por un momento, sentimos alivio al creer que tenemos un falso control.

Paz, por ejemplo, vivió en casa de su hermana por una temporada. Ambas están casadas y con hijos; eran dos familias aprendiendo a convivir, con nuevas reglas, horarios para usar la regadera, un menú que no descuidara la dieta de las hermanas. Compartían un espacio muy amplio que pronto se hizo tan pequeño que Paz sentía que ya no cabían. Durante la estancia en casa de su hermana, hubo conflictos entre los primos por el espacio, los coches, la despensa y hasta por el gas. Le resultaba prácticamente imposible irse a su propia casa, así que casi todas las tardes se salía al jardín a comer chocolates y papitas, para que nadie la viera y poder darse un respiro. A la hora de preparar la comida, Paz era la encargada, entonces, pasaba por la alacena y tomaba un puño de gomitas o de pasas con chocolate, y entre más se acercaba el momento para que todos llegaran a comer, más picaba lo que estaba preparando. Ella no se sentaba a la mesa, los atendía; ya a solas, comía tranquila lo que había sobrado. Poco a poco, su ropa empezó a quedarle chica y ella se sentía más gorda que nunca. En su intento por tener tranquilidad y control de la situación, sólo controlaba su comida, la cantidad y los horarios para comer.

Querer controlar lo que pasa afuera de nosotros es gastar demasiada energía y representa una lucha sin fin, pues la mayoría de las veces depende de otros. Únicamente podemos hacernos cargo de lo que nos corresponde, darle al otro su parte de la responsabilidad y asumir la nuestra, que es lo que está en nuestro control.

Como has podido leer en estos ejemplos, la vida no siempre es devastadora, más bien le cargamos creencias que nos parecen insuperables e imposibles de sobrellevar.

La mayoría de las historias que nos llevan del refrigerador a la alacena son vivencias del día a día, es decir, el hambre emocional no siempre obedece a una tragedia, pues puede despertarse en los momentos cotidianos, en los que actuamos en automático y no reflexionamos.

Los problemas graves o las situaciones que experimentamos como devastadoras generalmente nos dejan sin hambre por un buen rato. Recuerdo tres momentos verdaderamente dolorosos y de crisis para mí. El primero fue la muerte de mi abuela Juana, quien era cariñosa y consentidora; teníamos una relación muy cercana y estar con ella representaba un momento de amorosa protección. El segundo sucedió cuando sufrí la traición y deslealtad de quien fue mi gran amiga. Fue un año difícil y tema de terapia por bastante tiempo. El tercero, que sin duda ha sido el que más sufrí y el que todavía me lleva al llanto, fue la muerte de mi padre, el hombre más maravilloso que he conocido. Era mi cómplice, el mejor padre que la vida me pudo dar, y a quien el tío de mi marido cariñosamente llamaba san Rogelio, lo que es reflejo de su carácter. En ninguno de estos momentos recuerdo haber comido de más; era tanto el dolor que mi estómago estaba lleno de desolación, de incertidumbre. No había espacio para la comida, y para cuidar de mí sólo comía lo indispensable.

El verdadero problema se presenta cuando dejamos de valorar y de apreciar lo que tenemos y vivimos, por estar pendientes del peso, de la dieta, de lo que vamos a comer, de la gordura o la delgadez que queremos alcanzar. Entramos en un camino donde nada más importa.

Hagamos un ejercicio

1. Pregúntate:
   a) ¿Con cuáles de estos puntos te identificas? ¿Por qué?
   b) ¿Cuáles representan una mayor dificultad para ti?
   c) ¿Cuáles te meten el pie para sanar tu relación con la comida?
   d) ¿Descubriste alguna otra creencia?
2. Escribe todo lo que consideres necesario.

CAPÍTULO 4

~~~~~~~~~

Y, ENTONCES,
¿QUIÉNES TIENEN UNA SANA
RELACIÓN CON LA COMIDA?

> Ellos no esperan que la comida sea orgásmica, pero sí aspiran a disfrutar el sabor con sus papilas gustativas y el sentirse plenos y satisfechos.
>
> Karen Koenig

Las personas que no enfrentan sus problemas y su vida emocional llevándose comida a la boca hacen caso a sus necesidades fisiológicas de hambre y saciedad: sienten hambre estomacal y se alimentan; sienten que ya comieron suficiente y, aunque esté muy rico, dejan de comer; eligen la comida que las dejará satisfechas; no se basan en las calorías, la dieta o la báscula; y consideran el bienestar a la hora de comer. Son *comedores naturales*.

Esto no quiere decir que no tengan problemas, recordemos que son personas que, al igual que nosotros, salen a trabajar, tienen hijos y padres, atraviesan por dificultades amorosas o económicas; sin embargo, la diferencia radica en que no usan un chupón para lidiar con ellas.

Por supuesto que quienes tienen una sana relación con la comida también se equivocan al pedir los platillos en restaurantes, pero si no les gusta, seguramente no se lo terminan. Igualmente, tienen momentos en los que comen más de lo que su cuerpo necesita, aunque es rara la ocasión. Y no todos hacen horas de ejercicio. Y algunos también van a terapia para lidiar con su vida emocional.

¿Has observado comer a un recién nacido o a un niño de meses? Si lo que lo llevó al llanto no es hambre, rechazará el alimento una y otra vez y no parará de llorar hasta que no se encuentre la verdadera causa: frío, un calcetín que le lastima, sueño, etcétera.

Se trata de reaprender a cubrir las verdaderas necesidades alimenticias y emocionales indagando y cuestionando, o sea, estando atentos a lo que sentimos y a las ideas que influyen en nuestra forma de comer. Se trata de voltear a ver a la comida como una herramienta de crecimiento, quitándole los adjetivos: amor, compañía, consuelo, premio, castigo, etcétera. Para llevarla a su justa dimensión habría que definirla como una *sustancia que sirve para mantenernos vivos, energizados y sanos*; en suma, es el combustible del cuerpo para funcionar.

Como les digo a los niños en el taller "Mi relación con la comida®, un mundo de emociones", si a un coche le pones aceite en el tanque de gasolina, seguro se va a descomponer, pero si no le pones gasolina, no va a arrancar.

Hagamos un ejercicio

Todos tenemos cerca a algunos comedores emocionales y a otros que tienen una sana relación con la comida.

1. Obsérvalos detenidamente mientras comen.
2. Reflexiona:
   a) ¿Cómo es su forma de comer?
   b) ¿En qué se parecen a ti?
   c) ¿Qué puedes aprender de cada uno?
3. Anota lo que consideres necesario para que lo tengas en cuenta a la hora de comer.

LA PARTE DOLOROSA
DEL SOBREPESO NO ES EL PESO

*Cada kilo extra que carga tu cuerpo es igual
a cada kilo de dolor emocional que carga tu corazón.*

DOREEN VIRTUE

La parte más dolorosa de ser comedor emocional y tener sobrepeso no son los atracones ni la culpa que viene después ni los kilos que carga nuestro cuerpo ni las miradas que recibimos cuando usamos traje de baño. La parte más dolorosa es cómo traducimos esa experiencia.

"Estar gorda es el peor de mis fracasos", con esta afirmación estamos anulando cualquier otra cosa positiva de nosotros, ya que sólo la gordura importa.

"Odio mi cuerpo y mis grandes caderas", al decirnos esto anulamos cualquier otra parte: no notamos si nuestra sonrisa es hermosa, si las piernas se nos ven lindas cuando vestimos falda, si los ojos o la boca o las manos son tan bellos que otros quieren tocarlos.

"El día que no tenga esta panza y esta lonja, estaré feliz", con esta fresa anulamos toda posibilidad de ser felices en el ahora y negamos que el cuerpo nos permite ir y venir, hablar, leer, mirar, comer, bailar, abrazar, amar.

Cuando lo único que vemos es la gordura que nos envuelve, percibimos todo nublado y borroso; los sentimientos, las palabras y los actos pierden nitidez y claridad; la percepción de nosotros mismos es vaga, únicamente sabemos que no queremos salir en la foto y ese parece convertirse en nuestro único pensamiento. Nos comparamos constantemente con otras personas en el supermercado o en la clase de baile, y deseamos tener lo que imaginamos que la flaca de enfrente sí tiene y nosotros no, descartando que en su vida también hay altas y bajas como en la nuestra.

Yo imaginaba que cuando creciera y la dieta funcionara, tendría piernas largas, brazos esbeltos, buena nalga, cara bonita, pero eso nunca pasó. El cuerpo y la genética ya son; es sólo que cubrir el físico con comida lo ha llevado a donde está y nos ha impedido ver su verdadera forma. Es como si siempre viviéramos en la oscuridad, sin vernos y anulándonos.

La parte más dolorosa del sobrepeso es que al ver nuestra gordura dejamos de vernos a nosotros mismos, de gustarnos. No queda espacio para reconocer nuestros logros, los afectos que sí tenemos y lo bello que existe en nuestro ser.

Mientras sigas pensando que a tu cuerpo le sobra o le falta algo, seguirás encontrando partes para cambiar o corregir, y entrarás en una carrera sin fin.

Hagamos un ejercicio

1. Elige una parte de tu cuerpo que no te gusta. Coloca tus manos sobre ella, acaríciala, tócala y siéntela. Date cuenta de que es parte de ti y de que, aunque has querido eliminarla, sigue contigo y seguirá. Deja de pelear con ella y acéptala.

2. Toma un masaje de relajación. Mientras te lo dan, siente cómo se libera la tensión y el malestar; cuando toquen una parte que no te gusta, en silencio, mándale amor. Entrégate a la experiencia de sentir tu cuerpo por completo.

3. Calla al juez interior. Cuando te caches criticándote, lleva tu atención a algo que sí te gusta de tu forma de ser, de tu cuerpo y de tu vida. Olvídate del inquisidor y agrega amor y reconocimiento a tu persona.

4. Regálate un ramo de flores. No esperes a que las muestras de aprecio lleguen de alguien más. Demuéstrate gratitud y aprecio por lo que haces para ti. Darte un ramo de tus flores favoritas será un gran principio.

5. Lee un libro. Cuando queremos descansar el cuerpo y la mente, un libro se puede volver la mejor compañía. Busca una lectura agradable y que te entusiasme.

6. Aprende a meditar. Existen diferentes tipos de meditación, con movimientos, sentada, caminando o con música; encuentra una que te ayude a sentir tu cuerpo y a entrar en contacto contigo. Puedes descubrir que tú eres tu mejor compañía.

SI YO FUERA...
CUANDO ESTÉ FLACA...

Algunas frases que nos repetimos con frecuencia las personas que somos comedores emocionales son "si pudiera dejar de comer", "si fuera más delgado", "si no tuviera panza". No tiene nada de malo querer estar mejor y desear una vida plena, sin embargo, estas palabras también resuenan en nuestro interior diciéndonos "no me gusta quien soy", "odio mi cuerpo". Y pocas veces nos hacemos responsables de su significado: "quiero ser diferente a lo que soy". Cuando nos detenemos y lo escuchamos, no suena tan mágico, pues nos duele e inevitablemente nos sentimos disminuidos y menospreciados. Ante este hecho, resulta lógico que, sin darnos cuenta, nos encontremos parados frente a la alacena o al refrigerador comiendo sin hambre estomacal o que, de pronto, se nos quiten las ganas de ponernos los tenis para salir a ejercitarnos. La energía baja considerablemente porque nos sentimos derrotados y rechazados por nosotros mismos.

Con base en mi experiencia y en la de los participantes de mis talleres, he podido comprobar que el primer paso para tener una alimentación con bienestar y una actividad física constante es dejar atrás el síndrome de "Si yo fuera..."

o "Cuando esté flaca...". Debemos aceptar nuestro cuerpo y reconocer que con él hemos podido hacer cosas maravillosas como caminar, reír, tener hijos, abrazar y un sinfín más. Ser conscientes de esto nos dará motivos para quererlo y para agradecer la vida que tenemos, pues generaremos confianza y energía para amarnos y cuidar de nosotros mismos.

"Si pudiera..., si yo fuera..., cuando logre el peso deseado..., cuando esté flaca..." son frases que esconden el deseo de querer ser especial y de que algo maravilloso llegue después. De esta manera, sólo vivimos en una pausa eterna entre el ser gordo y el ser flaco. Todo se impregna de fantasías en torno a un futuro que nunca llegará.

Abandonar estas creencias implica aceptar que la vida ocurre aquí y ahora y que sólo en *este momento* tenemos las posibilidades de acercarnos a la felicidad deseada. Igualmente, conlleva aceptar que hemos buscado de manera equivocada, pues no hemos disfrutado el ahora: la persona que está a nuestro lado; la risa que en un momento se vuelve carcajada; caminar, besar, abrazar, ver, escuchar.

Cuando eras niño, seguro tenías un juguete que te gustaba mucho y con el que pasabas horas; quizá era tu consentido y hasta lo guardabas en un lugar especial para que nada le sucediera, o sea, lo cuidabas. Y eso es justamente lo que pasará contigo y con tu cuerpo una vez que aprendas a aceptarlo como es. Lo cuidarás. Procurarás atenderlo con lo que en verdad necesita, y te aseguro que ¡no es rechazo! El cuerpo requiere de alimentos que lo nutran y de actividad física y mental. Es momento de emprender el camino hacia el bienestar y el verdadero amor. ¡Lo que se ama, se cuida!

Elena, por ejemplo, tuvo sobrepeso desde que tiene memoria. Ya de adulta decidió someterse a una cirugía para bajar de peso. Cuando por fin logró estar en un peso adecuado, se estancó, y unas semanas después empezó a subir otra vez. Al tomar terapia conmigo, indagando en las sensaciones de su cuerpo y en los pensamientos que le surgían al respecto, se dio cuenta de que seguía maltratándose cada vez que se miraba al espejo: "gorda, ya lárgate de aquí". También me platicó que cuando se sienta a comer sus platos están llenos de verduras y proteína, pero que esa comida le parece aburrida. Su vida es trabajo y más trabajo, así que realiza pocas de las actividades que imaginaba que haría "cuando estuviera flaca". Quería ponerse un bikini en la playa y no ha podido ir; se imaginaba con novio y no tiene tiempo de salir a conocer gente nueva; se pensaba exitosa laboralmente, pero no le han dado ningún ascenso. Cuando llega a su casa, sintiéndose agotada por el trabajo, le duelen las piernas, y no se da cuenta de que es porque pasa mucho tiempo parada. La sensación corporal es igual a cuando estaba gorda. Al servirse la cena, se castiga porque no tiene novio y llega a casa sola. Ya cansada de la cantaleta de fracasos que se ha repetido todo el día, llena su plato de grasa, carne, queso, tortillas y mucha salsa. Obvio, a la hora de quitarse la ropa frente al espejo, empieza el castigo, el regaño y la promesa: "mañana regreso a la dieta".

Aunque Elena había hecho un gran trabajo luego de la cirugía, pues cumplía con la dieta y hacía ejercicio tres veces por semana, la falta de claridad en su vida emocional hizo que sus ideas gordas, tarde o temprano, le metieran el pie. Tuvo que aprender a diferenciar sus tipos de hambre y a aceptar quién es en el aquí y ahora para poder reconocerlo frente al espejo. Se ocupó de encontrar bienestar y no de recurrir a una dieta de emergencia ni a otra cirugía.

LA FLACA DE ENFRENTE

Una de las participantes en la terapia de grupo repetía y repetía esta frase cuando nos contaba su experiencia. Así que gracias a ella y a que me encantó puedo escribir esta analogía.

Nos platicaba que su vecina, "la flaca de enfrente", era una mujer guapa que salía a correr mientras ella la veía por la ventana y que con sólo ver su cuerpazo, se le quitaban las ganas de ejercitarse, pues le daba pena que la viera porque ella sí estaba gorda. Al regresar de sus vacaciones e ir a sus clases de pilates, se dio cuenta de que seguía viendo a la flaca de enfrente, refiriéndose ahora a la mujer que tenía delante mientras hacía ejercicio en el club, y también le daba pena hacer los ejercicios porque no le salían igual y porque se veía gorda en el espejo. Durante su relato, comentaba lo difícil que le resulta ser amiga de su vecina, que aparte de parecerle metiche y flaca, la hacía sentir insegura. No podía evitar sentirse menos atractiva y más gorda.

La vida que imaginaba de la flaca de enfrente era perfecta: podía ponerse cualquier tipo de ropa y se le veía bien a pesar de tener dos hijos; podía irse de vacaciones y usar traje de baño sin sentirse avergonzada; no tenía problemas con su forma de comer, y no necesitaba nada más. Mientras lo contaba, lloraba de frustración. Y sí, también le provocaba envidia la fantasía que se había creado de la flaca de enfrente.

Al igual que la protagonista de esta historia, nos pasamos la vida observando a la flaca de enfrente, comparándonos e imaginando su vida perfecta: el cuerpo, la ropa, el trabajo, el hombre que la lleva del brazo... Seguro lo tiene todo porque está flaca.

Crecí en una familia donde me sentía comparada hasta en las cosas más insignificantes; sólo que en mi casa eran dos flacas, mis hermanas. El silencio era ensordecedor cuando mi mamá me veía vistiendo la ropa de mis hermanas y no había palabras de aprobación. Cuando me iba a comprar ropa, que recuerdo era un martirio, la talla más grande era 16 y a mí ya me apretaba. Veía la cara de mi mamá al mirar a otras niñas más bonitas y flacas, y me sentía triste y rechazada. Hoy entiendo que se debía a la desesperación por no encontrar una forma de ayudarme; ella pensaba que si yo estaba gorda no sería feliz.

Mis tías muchas veces decían "Qué bonita se está poniendo Marisol, pero Silvia tiene los ojos más grandes", "Hay muchas gorditas en la familia, pero fulanita ya está bajando de peso". En la escuela donde estudiamos las tres, la directora y las maestras me comparaban con la relajienta o la aplicada, y no faltaba la pregunta "¿Como quién quieres ser?". Me daban ganas de gritarles "¡Como yo!", pero una niña insegura y educada jamás le contestaría a un adulto ni dejaría de ser niña buena.

Y así viví, teniendo como ejemplo a mis flacas de enfrente. Ya más grande y por muchos años, seguí comparándome con mis amigas. La lista de flacas iba creciendo. Siempre encontraba algo en lo que ellas eran mejores que yo: en el cuerpo, a pesar de que algunas eran de la misma talla que yo; en la cara, en los ojos, en las calificaciones, en el novio, en el dinero, en las vacaciones, en el coche. Los sentimientos hacia mí eran de poca valía, de carencia, de no merecer, de frustración, y todo eso se lo cargaba a estar gorda, incluso mi mal humor era por no ser flaca.

Abandonar la idea de querer ser la flaca de enfrente, contrariamente a lo que imaginas, te brindará una tregua en el deseo de querer ser quien no eres para verte como realmente eres. Te darás cuenta de la enorme diferencia entre estar delgada y querer estar delgada. **Estar delgada** es una característica más, como tener la nariz pequeña o grande, ojos redondos o rasgados; mientras que **querer estar delgada** pareciera ser un boleto imaginario para obtener una vida maravillosa, para hacer mágicamente que tu guardarropa cambie por completo, para volverte atractiva y deseada por otros. Sin embargo, seguir este camino es hundirte en un deseo inalcanzable.

Para los que hemos batallado con el peso y con la forma de comer, es mejor lidiar con el deseo de ser la flaca de enfrente que voltear a ver que hay cuentas propias por saldar: no nos gusta el trabajo que hacemos, nos sentimos solos en ciertos momentos, la injusticia existe. Entre mayor sea tu deseo por estar delgada, mayor será tu incomodidad, tu falta de sentirte adecuada y aceptada, habrá mayor frustración y, por lo tanto, pasarás más tiempo con hambre emocional y comiendo compulsivamente.

Yo imaginaba que cuando estuviera flaca me vestiría sexi en lugar de vestirme "fresa", como se decía en mis tiempos de universidad. Pero la realidad es que me sigo vistiendo igual, con el mismo estilo, aunque ahora con algunas tallas menos. No me gusta la ropa apretada ni muy escotada porque me resta agilidad para moverme, y me gusta sentirme libre. También pensaba que dejaría de compararme con mis hermanas, pero eso tampoco cambió hasta que lo trabajé en terapia. Me imaginé deportista y la realidad es que no me gusta el ejercicio, aunque trato de hacerlo con regularidad por salud. Me soñaba siempre acompañada y ahora descubro que estar sola me fascina, y que los días de ir al cine sin compañía no los cambio por nada ni por nadie.

Imagina por un momento que pierdes los kilos que deseas: ¿de verdad tu vida cambiaría instantáneamente?, ¿te volverías esa persona que imaginas?, ¿dejarías de ser quién eres?, ¿los problemas y la injusticia desaparecerían?

Maripaz llegó un día muy enojada diciéndonos que una vez más volvió a boicotear su nueva forma de comer. Empezaba a sentir la ropa más holgada y ya no tenía que tomar medicamentos para la inflamación de su estómago. No obstante, se sentía contrariada porque, aunque siempre había querido estar flaca, ahora se daba cuenta de que estaba asustada al escuchar comentarios como "mejor come o te vas a enfermar", "ya no tienes pompas, vete al *gym*", "¿segura que no vas a probar este panqué? Está delicioso". Le aterraba ser una flaca sin forma y hasta enfermarse por no comer bien. Le provocaba apatía y flojera tener que ir al gimnasio para no perder las curvas de su cuerpo. Ser la flaca de enfrente era entrar en una dinámica que la angustiaba, pensar que no podría volver a comer hasta llenarse ni disfrutar de un buen tamal oaxaqueño.

Maripaz ha tenido que trabajar mucho para sanar sus ideas gordas, darse tiempos para disfrutar de la vida sin que la comida esté presente y encontrar la salud más allá del peso. Poco a poco, ha ido hallando un camino amoroso para respetar sus tiempos de transformación.

Para algunos comedores emocionales, volverse la flaca de enfrente puede ser aterrador, ya que las ideas familiares o las costumbres nos pueden hacer creer que adelgazar significa ser débil, poca cosa o hasta haber perdido la salud.

Nidia siempre fue delgada y la comparaban constantemente con la tía Flora, quien había vivido los estragos de la guerra, había pasado hambre y aprendió a comer lo indispensable. Flora fue una mujer muy temerosa y poco sociable, nunca se casó y vivió en casa de Nidia. Con los años enfermó y por su poco peso corporal no resistió. Fue entonces cuando Nidia, sin darse cuenta, empezó a comer y a comer para ganar peso y enfrentar el miedo a enfermar y morir. Nidia se volvió una "aspiradora de comida", como ella misma se llama. Se comía las sobras para no desperdiciar, llenaba su estómago con el contenido de los refractarios antes de que se echaran a perder. Hacía todo lo necesario para ganar peso y no enfermarse. Sin embargo, cuando llegó conmigo, tenía miedo de ser diagnosticada con diabetes y se sentía muy frustrada por no haber logrado su objetivo de no enfermar.

Por loco que parezca, a veces le tenemos tanto miedo a ser la flaca de enfrente, que cada vez que nos acercamos a esa figura, mejor nos boicoteamos y regresamos al peso y a la vida conocida, aunque sea doloroso.

No se trata de volverte la flaca de enfrente, sino de ser quien realmente ERES más allá de tu peso, sólo así podrás construir la mejor versión de ti mismo.

Hagamos un ejercicio

1. Tómate un tiempo a solas y escribe:
   a) Cuando me siento gorda, mi forma de comer es...
   b) Cuando me siento flaca, mi forma de comer es...
   c) Cuando me siento gorda, mis sentimientos son...
   d) Cuando me siento flaca, mis sentimientos son...
   e) Cuando me siento gorda, me obligo a...
   f) Cuando me siento flaca, me obligo a...
2. Al terminar, reflexiona:
   a) ¿De qué te das cuenta?
   b) ¿Te gusta lo que descubres?
3. Anota tus reflexiones.

VIVIRTE COMO GORDA TE HA SERVIDO PARA ALGO

Durante mucho tiempo me quejé amargamente de mi gordura, pensaba que todo lo malo que me pasaba tenía que ver con mi enorme panza. Cuando era niña y me sentía regañada o ignorada, algunas veces corrí al clóset para consolarme, pero en muchas otras sólo lloraba sobre la cama y me repetía constantemente: "nadie me quiere". Años más tarde, en la adolescencia, la frase creció: "nadie me quiere por gorda". Cada letra era sumamente dolorosa.

Formarme como psicoterapeuta Gestalt me ayudó a entender las etapas emocionales y físicas por las que atravesamos durante el crecimiento. Justo en la etapa en la que mi frase aumentó, pasaba por una edad difícil y llena de cambios físicos: aparece el vello púbico, el cuerpo crece un poco a destiempo haciéndonos ver narizones, con brazos largos y piernas cortas, en las mujeres crece la cadera y los senos. Y es ahí, en la competencia con los chavos y las chavas, que perdemos de vista que el tener pancita tiene una razón (proteger los órganos reproductivos). Al mismo tiempo, empiezan los cambios emocionales, el miedo y el entusiasmo por dejar de ser niños resultan contradictorios. Entendí que se llama adolescencia porque se adolece y es una etapa de incertidumbre y cambio. Tenía 18 o 20 kilos más de los que tengo ahora, pero sin duda mucho de lo que me pasaba era propio de la edad, aunque mis ideas gordas me llevaban a sentir dolor.

Al trabajar en mi relación con la comida y el sobrepeso, entendí que sentirme gorda me dio identidad en una familia de cinco hijos, con un papá que viajaba casi todo el tiempo, y a quien yo extrañaba todos los días, y con una mamá que lidiaba con su propia historia y que, además, cuidaba y educaba a sus pollitos. Ser gorda me ayudaba a ser fuerte para defenderme de mis hermanos y para tener algo que me uniera a mi mamá, pues, aunque torpe, me hacía sentir vista por ella, no importaba si era peleando o criticando mi peso. Durante muchos años, la unión con ella tuvo que ver con estar o sentirnos gordas.

Por varias generaciones, las mujeres de mi familia han sido fuertes y yo no podía ser diferente. Para mí, estar gorda fue el recurso para crecer y pertenecer: el hermano que menos años me lleva me supera por cuatro, y mi hermana más cercana me lleva siete años. Me ocupé en crecer hacia donde pude. Las mujeres de mi familia enfrentaban una batalla con el tema de la dieta y bajar de peso, así que naturalmente lo instalé en mí, pues quería ser fuerte como ellas.

Durante mi formación como psicoterapeuta Gestalt, una de mis maestras mencionó que a ella el peso le daba arraigo, presencia y que le gustaba que sus pasos sonaran cuando caminaba, aun usando zapatos de piso. Para ella, bajar de peso no era una opción, le gustaba sentirse pesada. A Araceli, tener sobrepeso le ayudaba a no enfrentar el miedo que tenía a casarse, le asustaba tener intimidad y sexo con una pareja; prefería quedarse en casa y ser cuidada por sus papás, y el mejor refugio lo encontró siendo gorda.

Recuerdo el caso de una participante, la cual mencionaba que tener tantos kilos encima le daba la posibilidad de justificar que no le gustaba limpiar su cuarto ni su casa, pues al estar tan pesada podía quedarse frente a la televisión sin que nadie le exigiera limpiar o salir a trabajar. No querer hacerse responsable de ella misma la tenía postrada en un sillón viendo televisión, y la gordura era su mejor excusa.

De alguna forma, el sobrepeso nos lleva a evitar algo, a tener que hacer algo, a acercarnos a algo o a alguien, a protegernos, a mantenernos arraigados, a ser fuertes, a ser irresponsables. Estar gordas o sentirnos gordas nos ha ayudado a obtener algo que de manera consiente no nos atrevemos a pensar o afrontar; y como un mecanismo de defensa el cuerpo se vuelve cómplice. Es una forma de gritarle al mundo "basta, no quiero hacer eso, no quiero ser aquello que ustedes quieren, me siento triste, no puedo sola". Es una forma indirecta de hablar lo que no podemos.

En una cultura como la nuestra, donde ser gordos nos hace ver como personas descuidadas, con baja autoestima y fuera de lo normal, es natural que nosotros mismos rechacemos el cuerpo que no es esbelto. Sin embargo, este caparazón se ha vuelto un lugar incómodo, pero seguro, del que es difícil apartarnos. Si podemos ver el momento en que se empezó a formar, ya sea en la niñez, en la terrible adolescencia o en la confusión de ser adulto, entenderemos que fue la única herramienta que encontramos para cuidarnos y para expresar nuestros más profundos sentimientos. Sólo entonces podremos ser comprensivos con nosotros mismos y darnos cuenta de que hoy es otro momento, que empieza un nuevo camino donde ya no necesitamos un escudo para defendernos.

Dejar la obsesión por la gordura puede darte pavor, porque implica hacerte cargo de ti mismo, pero al mismo tiempo tus metas se irán volviendo reales y dejarán de ser una fantasía inalcanzable. Confía en que hay una buena razón para haber comido de más, deja tus ideas gordas a un lado, abre espacio a sentirte, aunque de momento no sea agradable. Ésta será la única forma de descubrir quién eres debajo de tantas capas de piel.

Hagamos un ejercicio

1. Elige un lugar donde te sientas segura.
2. Date un tiempo para estar a solas y sin interrupciones.
3. Escribe una carta dirigida a *tu gordura*:
   a) En la primera parte, menciona todo aquello que te ha limitado a poder hacer, tener, decir, sentir o comer.
   b) En la segunda, exprésale todo aquello por lo que te sientas agradecida, por esas cosas que te permitió hacer, tener, decir, sentir o comer.
4. Escúchate detenidamente.

Si permites que sea tu gordura la que hable, a pesar de la vergüenza que puedas experimentar, seguramente descubrirás algunos detalles acerca de por qué te cubriste con sobrepeso.

CAPÍTULO 5

~~~~~~~~~~

Y... ¿LAS DIETAS?

DESENMASCARANDO
A LA SEÑORA DIETA

Comer, comer de más o comer de menos,
cualquier forma de comer no es un crimen,
pero cuando uno se somete a una dieta, se
está sentenciando a sí mismo como si comer
fuera un crimen y se cuenta el tiempo que falta
para ser libre.

JANE R. HIRSCHMANN Y CAROL H. MUNTER

No me atrevería a decir que las dietas no funcionan, por el contrario, es una realidad que llevar una dieta balanceada es la mejor manera para estar sanos, bien nutridos y, quizá, en el peso que nos corresponde. Pero para nosotros los comedores emocionales y quienes tenemos una *relación emocional con la comida*, las dietas se han convertido en una forma de vida llena de restricciones, que nos dejan con el sentimiento de que nuestra manera de comer "no sirve", o bien, con la sensación de que "fallamos" cada vez que la rompemos. Concebimos las dietas como un camino de resultados inmediatos, acompañado del sentimiento de urgencia por perder peso y de que haremos lo que sea para que esto suceda, no importa a dónde haya que ir, lo que haya que pagar, qué pastillas tendremos que tomar, si hay que embarrarnos cremas, vendas frías o calientes o cualquier cosa con tal de que funcione.

El simple hecho de pensar en hacer dieta provoca que todas nuestras resistencias se activen y el miedo a sentirnos carentes de lo que nos gusta nos invita a comer desaforadamente antes de empezar. Como la dieta empezará el lunes, hoy inicia la despedida de todos aquellos alimentos que estarán prohibidos durante el reto de perder kilos; corremos a los tacos, a las hamburguesas, a la tiendita, incluso, a esos alimentos que no nos gustan, pero que no podremos probar en mucho tiempo.

Recuerdo que la última vez que hice dieta, hace más o menos ocho años, me decía: "esta vez será diferente, iré al doctor y estaré cuidada por alguien que sí sabe". Acompañada de una gran amiga, que además ha sido cómplice en mi camino de la dieta y en la vida, sacamos cita con el doctor para la siguiente semana, mientras tanto fuimos a cenar en parejas, al supermercado a comprar provisiones para el fin de semana, desayunamos tacos de carnitas y un grandioso licuado de mamey en el mercado. Para el día de la cita, imaginaba que había subido algunos kilos durante la fiesta de despedida, me dolía el estómago y llegué con el colon inflamado. "Menos mal que es un doctor el que me atenderá, necesito ayuda para dejar de comer de esta manera", pensé. Nos revisó y explicó que lo que podíamos comer, básicamente, era nada: carne, pollo, pescado, verduras de color verde, cebolla, jícama, mucha agua, té y bebidas de dieta. Eso sí, nos dio tres medicamentos: uno para la retención de líquidos, otro para controlar la insulina y un ansiolítico. Nos daba miedo tomarlos, pero empezamos el martirio con mucha fe.

A los dos días de tomar las pastillas, me caía de sueño, así que decidí dejar el ansiolítico. Me sentía con hambre todo el tiempo y a todo el mundo le veía cara de galleta, cabe mencionar que soy fan de las galletas. Eri y yo quedamos en llamarnos cada vez que quisiéramos comer algo prohibido. Nuestros teléfonos no dejaban de sonar. Al tercer día, mi cuerpo estaba lleno de ronchas, parecían piquetes de mosco, pero no me daban comezón; para la noche, mi piel era una sola roncha, estaba hinchada y muy asustada. Le llamé al doctor y me dijo que suspendiera la pastilla de la insulina. Así pasaron dos o tres días más, entre llamada y llamada con Eri. "¿Por qué no comer una galleta y no decirle a nadie?". Logré mantener la dieta por quince días (y ¡sólo una caja de galletas!). Ya sin ronchas, empezaba a sentirme muy triste al ver que mi familia podía comer de todo, incluso ¡postre! Yo no podía darme ese lujo, porque los gordos no merecemos comer de todo. La belleza cuesta, así que a seguir viviendo en restricción, como lo mandaba el doctor. Cada vez que veía cómo las personas a mi alrededor mordían sus tacos o la pizza, a mí se me hacía agua la boca y deseaba bajar rápido de peso para volver a comer rico. La inconformidad de tener que comer insípido y lo mismo todos los días era una manera de enfrentar que mi forma de comer no era buena, que no servía porque me mantenía gorda. Aunque estuviera triste e insatisfecha, debía confiar en el doctor. A pesar de las ronchas y de que me la vivía en el baño por el diurético, él era quien sabía, no yo.

Llegó el día de la prueba de fuego, la cita con la báscula en el consultorio del doctor. Una parte de mí se sentía entusiasmada y soñaba con que ese verano me pondría el bikini sin sentirme avergonzada de mi panza. Por otra parte, me aterraba subirme a ese artefacto que marcaría si la dieta (y mi caja de galletas) había funcionado. "Bajó usted dos kilos", dijo el doctor. Mi reacción fue ponerme a llorar como niña chiquita y le pedía que me explicara por qué después de tanto sacrificio, de comida aburrida, de sentirme triste por no comer los platillos que me gustan y estar tan desdichada, sólo había bajado dos miserables kilos en tres semanas.

Salí muy enojada del consultorio y le llamé a Eri. Ella estaba igual de decepcionada que yo, así que nos vimos para comer unos deliciosos tacos, bueno, ¡muchos! No dejábamos de decirnos gordas y de prometernos encontrar una nueva dieta. Por supuesto. a las pocas semanas mi ropa volvió a apretarme.

Las dietas no nos han funcionado porque disfrazan el síntoma real; cuando tienen la ayuda de algún fármaco, nos impiden aún más estar en contacto con las sensaciones reales del cuerpo. Las dietas asumen que es sólo cuestión de fuerza de voluntad, y como ya lo hemos revisado antes, no es verdad, pues cada kilo que hemos bajado demuestra que sí tenemos voluntad, es sólo que nos hemos equivocado en *cómo* queremos hacerlo. Las dietas que nos ayudan a perder peso de manera exprés no nos enseñan a comer saludable, por el contrario, eliminan tantos alimentos que algunas veces el cuerpo enferma, o bien, nos hacen confundirnos entre lo que es bueno y lo que es malo para estar nutridos.

Me tardé casi cuatro años en quitarle la etiqueta de "prohibido" y "engordante" a las tortillas de maíz. No recuerdo quién me dijo que engordaban y decidí no comerlas, pero eso en México es casi imposible, así que cuando las comía disfrazadas de chilaquiles o sopes, un momento

después me arrepentía y otro minuto más tarde me casti-
gaba por haberlo hecho, y me prometía que las próximas
setenta y dos horas comería sólo caldo de pollo o atún.

Las dietas, como las hemos hecho, nos hacen sentir
que no podemos confiar en nuestra propia sabiduría, lo que
hace parecer que si escuchamos nuestra sensación de
hambre, empezaremos a comer desde el primer minuto
del día primero de mes y no pararemos hasta el mes que
entra. Nos hacen sentir inadecuados en ciertas situaciones o eventos a los que no podremos asistir o en donde no
queremos estar porque eso implicaría romper la dieta,
además de hacernos sentir rotos por dentro, diferentes a
los demás, quienes aparentemente pueden comer lo que
quieren.

Recuerdo el caso de Marisela: desde muy temprana
edad tuvo que hacerse cargo de sus hermanos durante la
tarde, incluida la hora de la comida. Sus papás debían salir
a trabajar, así que ella revisaba tareas, ayudaba con las
labores de la casa y, además, cumplía con sus obligacio-
nes escolares. Cargar tanta responsabilidad la llevó a car-
garse de un peso corporal que tampoco le correspondía.
A sus veinticuatro años, seguía apoyando en casa. La hora
de comer se le hacía muy pesada y difícil; preparaba guisa-
dos ricos sin la etiqueta de "engordantes" para sus hermanos, y para ella siempre había comida de dieta: sin sal, sin
grasa, asada, sin cereales, sin harinas, no muy condimen-
tada. Para que no se le antojara todo lo que había sobre la
mesa, comía cuando ya todos habían terminado, sola. Su
sensación era de cansancio y tedio, de querer comer rico,
pero siempre se quedaba con las ganas, insatisfecha con
su vida y con su cuerpo.

Las dietas nos obligan a poner la atención fuera de nosotros, no nos permiten escuchar la sabiduría de nuestro cuerpo. Le damos el poder de elección a un papel o a otra persona que, en realidad, no vive nuestro día a día. Al sentirnos reprimidos y pasar un tiempo sin disfrutar los alimentos, cuando decidimos dejar la dieta, terminamos dándonos un atracón de todo aquello que extrañábamos.

Cuando logramos abandonar la lucha entre lo permitido y lo prohibido, nos estamos dando la oportunidad de elegir, dejamos de estar en los extremos de vivir comiendo compulsivamente o en abstinencia. Cuando decidimos escucharnos a nosotros y no al contador de calorías, a lo que dice el papel, al miedo a no ser perfectos, la rebeldía ante la restricción desaparece. Ya no hay alimentos prohibidos, no hay nada que no podamos comer mañana u otro día y nada ordena que hay que devorarlo "ahorita" y "todo" antes de que se acabe. La obsesión desaparecerá. Cuando logramos escuchar nuestras verdaderas necesidades, la confianza regresa a nuestro poder; cuando podemos confiar en nosotros, buscar bienestar en la comida y en la vida se vuelve el objetivo a seguir.

La mala relación con la comida y la falta de conciencia con lo que en realidad estamos sintiendo, nos ha hecho buscar en la dieta un falso alivio, una falsa promesa de que lo que está por venir será mejor. No obstante, el alivio real va a llegar cuando conectemos con nosotros, por lo tanto, el poder de elegir bienestar o seguir haciendo lo mismo sólo depende de nosotros, de mostrarnos compasión, cuidado y amor.

Cuando tienes un bebé frente a ti y está aprendiendo a comer, le brindas alimentos naturales, frescos, observas cuáles le provocan gases, cuáles le caen bien y cuáles le gustan; en suma, lo alimentas para que crezca sano, con cariño y paciencia. Ésa es la actitud que debes tener contigo mismo, aprender a reconocer con cuáles alimentos te sientes satisfecho, nutrido y en paz, para saber que estás cuidando de ti.

El cuerpo, en realidad, desea sobrevivir y sentirse a gusto, ligero y no pesado, activo en vez de inmóvil, desea poder moverse, subir escaleras o descansar a la hora de dormir. Cuando dejamos a un lado la lucha con la dieta, podemos estar atentos a lo que necesita y comer lo que nos apetece y requerimos para estar saludables. Si identificas lo que has estado buscando cada vez que terminas rompiendo la dieta, entenderás que es *libertad* para poder elegir y para permitir que el ser que habita en tu cuerpo pueda emerger con tranquilidad. Hoy te invito a estar alerta de ti y no a dieta de ti mismo.

En la experiencia con mis pacientes, puedo darme cuenta de que el miedo a confiar en sí mismos y en su propia hambre estomacal les provoca recurrir por momentos a la dieta, pero al sentirse privados a nivel alimenticio y carentes de libertad para elegir lo que desean comer, regresan al mismo lugar de insatisfacción emocional y física. Poco a poco y con mucha paciencia, han logrado perder el miedo, se percatan de que comer y escuchar a su estómago los lleva a sentirse plenos; y aunque el resultado ocurre más lento que con una dieta restrictiva y aburrida, el cuerpo empieza a cambiar, la ropa se siente cada vez más holgada y la reconciliación con el espejo da sus primeros pasos. ¿Te imaginas lo que sucederá con el paso del tiempo?

Cuando las razones por las que inicias una dieta se enfocan en resolver cuestiones externas, como tu entorno, emprendes un camino equivocado, ya que no podrás resolver nada si no te permites reconocer los orígenes del problema para poder sanarlo. Nada que esté alojado dentro de ti y de tu corazón va a cambiar si sólo modificas la apariencia de tu cuerpo.

Hacer dieta, a veces, nos da una especie de sentido, nos permite escapar de situaciones que creemos no poder manejar o soportar, ya que siempre será mejor estar cuidando la comida que a un familiar adicto, a una pareja que nos hace sentir mal o que nos deja solos o sencillamente viviendo una vida que no nos gusta o que no nos satisface. La vida tiene mucho más que ofrecernos, mucho más que vivir inmersos en la comida, pero sólo podremos verlo cuando hagamos la dieta a un lado y emprendamos el camino hacia el amor propio y la verdadera nutrición emocional.

Hagamos un ejercicio

1. Haz una pausa y trae a tu memoria esos días en que has estado a dieta:
   a) ¿Cómo te sentías cuando la iniciaste?
   b) ¿Qué promesas escondía la dieta?
   c) ¿Te acercaron a conocerte o te alejaron?
   d) ¿Cumplieron tus sueños?
   e) ¿Te llevaron a una vida más plena?
2. Anota tus reflexiones, te ayudará a tomar conciencia sobre ti.

LA BÁSCULA, ¿AMIGA O ENEMIGA?

Hace algún tiempo leí sobre un experimento que hicieron en Inglaterra acerca de la importancia del mantenimiento en el cuidado de los autos: dejaron uno estacionado en una calle no residencial por varios días y sin moverlo; era muy transitada tanto por automóviles como por peatones. Cuando fueron a ver el coche, estaba limpio y sin el más mínimo daño. A pesar de que aparentemente estaba abandonado, no lo desmantelaron o golpearon. Para seguir con el experimento, le rompieron una calavera delantera y le hicieron un pequeño rayón en la parte trasera. Ese mismo día empezaron a desmantelarlo.

¿Por qué te cuento esta historia? Porque eso mismo pasa cuando la obsesión por el peso nos lleva a aficionarnos por la báscula. Un día despiertas y los números que marca al subirte te parecen maravillosos, ya sea porque bajaste de peso o porque estás en el número correcto. Ese día te sientes orgullosa de ti misma, linda y entusiasmada para continuar cuidando tu alimentación; tu energía está lista para hacer ejercicio y, en general, te sientes muy animada. Pero el día que la báscula no marca el número deseado, ¡es terrible! Te invade toda clase de sentimientos, como enojo, frustración, te sientes devaluada y juzgada por todos los que no están viendo los números caóticos. Llega el maltrato. Y así como desmantelaron el coche estacionado, tú empiezas a hacer lo mismo contigo: vuelves a la restricción alimenticia, donde sólo está permitida la lechuga; al castigo porque te has portado mal; te dices adjetivos que jamás le dirías a una amiga; te juzgas peor que a un enemigo. No recuerdo haberle dicho a otra persona lo que me decía a mí en estos momentos.

La mayor parte de quienes batallamos constantemente con el peso, estamos atrapados en el mismo lugar sin darnos cuenta. Asimismo, tenemos falsas ideas sobre la felicidad y la alegría, y creemos que el maltrato nos llevará al objetivo que buscamos: perder peso y estar delgadas. Pero si esto fuera cierto, hoy no seríamos esclavas de la báscula.

La báscula es el apoyo para las frases que escuchamos continuamente en la industria publicitaria, que nos promete que con cambiar la figura, cambiaremos nuestra vida y seremos felices. Estar en cierta talla no nos hará progresar en el trabajo, no nos llevará a tener mejores relaciones, no nos enseñará a sorprendernos con un amanecer, no nos hará mejores seres humanos y, sin embargo, seguimos aceptando los estándares que los medios de comunicación nos venden como belleza. Y este último punto es nuestro principal obstáculo para sentirnos orgullosamente felices de quienes somos, porque ni siquiera podemos verlo.

Recuerda que buscar bienestar significa **estar bien** y que eso no depende de unos números, sino de una actitud ante el día a día. Es aprender a elegir esas cosas que te llevan a sentirte orgulloso de tu comportamiento ante la comida, ante las personas y frente a los hechos cotidianos. Es aprender a ser responsable de ti mismo y a dejar de reaccionar conforme marcan los estándares sociales.

En su libro *El Zen de la alimentación*, Ronna Kabatznick menciona que la industria de la restricción proviene de Estados Unidos —recordemos la gran influencia que ejerce sobre nosotros este país—, que gasta anualmente:

* $3 500 millones de dólares en refrescos dietéticos
* $8 800 millones en comida baja en calorías y libre de grasas
* $11 000 millones en *health food* (comida saludable)
* $33 000 millones en programas para bajar de peso

Entonces, me pregunto cuánto ganarán en México los programas de venta por televisión con sus productos mágicos para bajar de peso.

Desde que me casé no tengo báscula en casa, pero sí tenía unos jeans que usaba cuando tenía diecinueve años, y ésa era mi medida. Sin importar la edad o que ya había tenido dos hijos, "me tenían que seguir entrando y verse bien". Para algunos no es la báscula, pero puede ser un pantalón, un vestido o la cinta métrica los que nos marquen cómo será nuestro día: soleado, nublado o con tormenta asesina por culpa de la gordura, en cuyo caso haremos un intento por acabar con nosotros mismos.

Tener como referencia un objeto como éste nos hace sentir aceptables o inadecuados. Es contar con la invitación a castigarnos comiendo de manera desbordada: no bajé de peso, así que ahora estaré más gorda con esta torta, con el pastel, el chocolate o cualquier otro alimento prohibido, que usaremos para reprendernos porque no estamos en la talla o el peso correcto. ¿De qué te sirve la báscula o la cinta métrica? ¿Realmente son una guía para obtener bienestar o un instrumento que te lleva a calificarte a ti misma?

Elizabeth fue a su cita de rutina con el doctor; empezaba a notar que con su nueva forma de vivir y de comer la ropa le quedaba grande, incluso el sostén le había dejado de apretar. Además, se sentía ágil y sana, y estaba muy orgullosa al reconocer que su esfuerzo estaba dando resultados. No quiso ver la báscula cuando la pesó la enfermera, pero fue inevitable escucharlo cuando se lo dijo al doctor, y no era el peso que ella esperaba. Fue tal su frustración al no estar en los números deseados, que no recordó para qué estaba ahí. Se vistió y se fue sin recibir su consulta. Llegó a su casa y se sirvió platos y platos de cereal frente a la televisión, con la computadora al lado mientras veía las redes sociales. Se terminó la caja. Se castigó por ser "una gorda sin remedio", olvidando todo aquello que había logrado y sin reconocer lo satisfecha que se sentía con ella misma. Unas semanas después regresó a su terapia para retomar el camino que había perdido.

¡Tira la báscula por la ventana y recupera el poder de tu vida, deja la obsesión por unos números!

Hagamos un ejercicio

1. Pregúntate:
   a) ¿Qué objeto utilizas para medir tu cuerpo?
   b) ¿Para qué te ha servido?
   c) Si te deshaces de él, ¿de verdad pasaría lo que te imaginas?
2. Anota tus reflexiones.

¿CUÁNDO LAS DIETAS SON ADECUADAS PARA MÍ?

> La comida en sí misma no es intrínsecamente
> buena ni mala. Aprendemos lo de "comida buena" o
> "comida mala" a través de la experiencia.
> Jan Chozen Bays

Según el *Diccionario de la lengua española*, la palabra *dieta* proviene del latín *diaeta*, y éste del griego *díaita*, "régimen de vida", y significa: "Conjunto de sustancias que regularmente se ingieren como alimento". Cuando haces conciencia de que no significa restricción, miedo o bajar de peso y dejas de verla como la solución a tus problemas, te darás cuenta de que, en realidad, significa llevar un régimen alimenticio. Al quitarle la carga emocional, se volverá más sencillo encontrar el régimen adecuado **para ti**.

Trata de estar atento, de ser curioso, de averiguar cuáles alimentos te generan bienestar. Haz conciencia de que quitar de tu plato un alimento que te hace daño no es vivir en abstinencia o quedarte hambriento, sino que se trata de brindarte salud. Emprende el camino para conocerte y reconocer tu cuerpo para que puedas recuperar la confianza en tu propia sabiduría, ésa que ya no necesita que la comida calme las emociones incómodas o dolorosas; saber que más allá de un cuerpo eres un ser humano con necesidades emocionales y físicas que requieren ser reconocidas y atendidas por ti.

Quitarle la etiqueta de "pesadilla" a la dieta y, quizá, hasta cambiar tus palabras y tu diálogo interno, aceptando que necesitas apoyo de un régimen alimenticio que te llevará a tener una mejor calidad de vida, son formas de responsabilizarte, de asumir que todo tiene una causa y un efecto. Si queremos bienestar como resultado, no debemos usar la dieta como salvavidas, como el falso dios que vendrá a librarnos de nuestros problemas.

Empecé a vivir en el mundo de las dietas antes de cumplir nueve años; algunas fueron bajo la atención de un profesional, y otras estuvieron dirigidas por la urgencia de obtener "algo" que confundí con bajar de peso. Sin embargo, nunca me sentí feliz o dichosa. Mi cuerpo enfermaba constantemente; fue hasta hace ocho o nueve años que me di cuenta del daño que le había ocasionado. Tantas horas de vigilia y ayuno, tarde o temprano, me cobraron factura. La doctora que hoy me apoya, me dijo: "Para algunas personas, los alimentos que fermentan en el cuerpo no son adecuados, porque causan inflamación de colon y del estómago. Además, hoy tienes un vaciamiento estomacal lento y eso te hace sentir más incómoda". Si yo no hubiera recurrido a la ayuda de un especialista, seguiría peleando con la idea de que las dietas incluyen fruta; pero muchas fermentan y a mí me caen mal. Tuve que investigar, a base de prueba y error, cuáles podía comer sin sentirme privada y bien con mi cuerpo.

Mi hermana, quien se podría decir que tiene la misma genética que yo, no puede comer mucha lechuga ni tomar té verde porque se inflama y se siente mal por varios días;

y a mí no me causan nada más que placer al ingerirlos. Si yo siguiera haciéndole caso a un papel o a las recomendaciones de una amiga o de mi hermana, no podría saber cuál es el régimen adecuado para mi cuerpo y para no sentirme en restricción. Ya no me interesa romper la dieta para comer lo prohibido, ya que si no lo como es para darme salud.

Sofía llegó al consultorio muy enojada. Me platicó que no se había sentido bien a pesar de seguir mis recomendaciones, y que en lugar de sentir que está bajando de peso, se siente gorda y pesada. Empezamos a ser curiosas con su organismo. Ella me comentaba que ningún alimento le hacía daño. Mi propuesta fue: "Agrega tres vasos de agua al día y, por esta quincena, elimina las harinas blancas, pero no el maíz". Ese día salió un poco incrédula. A la siguiente sesión regresó feliz: "Los primeros días no sentía ningún cambio, pero haciendo conciencia y siendo curiosa con mi cuerpo, seguí tu recomendación y tampoco comí chile. Ahora siento el estómago ligero, los pantalones no me aprietan y como sí podía comer tortillas la comida me sabía rica. Cuidé las porciones según mi hambre estomacal y estoy sorprendida de que como menos cantidad que antes". Sofía pudo experimentar que las harinas blancas no le hacen bien a pesar de que su nuevo régimen alimenticio le autorizaba comer pan blanco.

Cuando te permites crear un nuevo régimen para elegir tu comida, ya sea con ayuda de una nutrióloga o sola, te estás brindando la valiosa oportunidad de reconocer las reacciones de tu cuerpo. Procura que, a partir de la lectura de este libro, tu cuerpo se vuelva el termómetro de tu vida; si aprendes a escucharlo y a sentirte, podrás responderle a tu hambre emocional y estomacal con lo que necesita, además de que ya no habrá a quién culpar ni otras voces que escuchar que no sea la tuya pidiendo amor y confianza.

En varios de mis talleres he tenido participantes con diferentes padecimientos físicos: diabetes, colon irritable, gastritis, hipoglucemia, colesterol o triglicéridos altos, enfermedades cardiacas, riñón enfermo, estreñimiento crónico, etcétera. La mayoría están cansados de no poder comer todo lo que les gusta, al grado de hacer trampa con su plato de comida. A todos les he dicho lo mismo: "Es una realidad que nuestras emociones y cómo reaccionamos a ellas tienen una consecuencia en el cuerpo; algunas veces lo enfermamos y aunque emocionalmente logramos sanar, el órgano ya está dañado. Entonces, requiere de medicamentos para recuperarse, haciendo inevitable recurrir a la atención de un doctor". También les aclaro que todo tiene una causa y un efecto, y que lo que comemos tiene relevancia no sólo en el peso o los kilos extras del cuerpo, sino también en el bienestar emocional y, por ende, en la salud. Según tu genética y tu entorno, los alimentos que ingieres afectarán la bioquímica del cuerpo, además, hay reacciones emocionales y fisiológicas que, si no son atendidas, te seguirán enfermando y mermarán tu calidad de vida.

> Seguir un régimen alimenticio acorde con tu estado físico te dará salud y la oportunidad de tener una vida donde puedas correr, moverte, departir con tus seres queridos y gozar plenamente.

Cuando tu cuerpo requiere de cierto tipo de alimentación y no se la brindas porque prefieres buscar un falso placer, experimentarás malestar, tendrás menos energía, estarás cansado física y emocionalmente, te encontrarás peleando con lo que "debes" y lo que "quieres"; en suma, no estarás consciente de que tu cuerpo necesita salud para sentirse con ganas de vivir. La magia no está en la dieta sino en tu cambio de conciencia. Cuando logras darte cuenta de ello y seguir un régimen alimenticio beneficioso, todo se vuelve más claro y adquieres la voluntad necesaria para seguirlo.

En conclusión, si la dieta deja de ser la brújula de tu vida, sabrás que vivir plenamente está afuera de tu plato de comida. Una vez que logres escoger los alimentos que sostengan tus ganas de obtener plenitud, te sentirás respetada y cuidada por ti más allá del pan dulce o la torta de milanesa. Cuando entiendas que "hacer trampa" es descuidarte, podrás nutrirte tanto emocional como físicamente y respetarás tu régimen alimenticio.

EL MOMENTO INDESEABLE
DEL ATRACÓN

Para los comedores emocionales, uno de los episodios que genera más sentimientos encontrados es el "indeseable atracón", ese momento en el que nos damos permiso o nos castigamos y en el que nuestra mente se nubla, dejándonos sin conciencia y repitiéndonos "¡lo quiero ya!". Sólo importa la comida y la anestesia que nos dará.

Este estado es el reflejo de la privación alimenticia, es decir, de algún alimento o serie de alimentos que nos prohibimos comer y llevamos días u horas queriéndolos saborear, ya sea por una dieta autoimpuesta o recetada. La privación también puede ser emocional si no nos permitimos tener o hacer algo que nos gusta, o bien, expresar lo que pensamos o aceptar lo que sentimos, debido a que son conductas prohibidas. Igualmente, cuando sentimos que fallamos en el trabajo, con la familia o que no somos suficientes, recurrimos a castigarnos con la conducta que mejor conocemos, comer aquellos alimentos que tenemos etiquetados como prohibidos. Estas dos formas de restricción, generalmente, vienen acompañadas una de la otra.

El deseo de escapar es algo que aprendimos a hacer por miedo a sentirnos descuidados, abandonados o no amados. El dolor era mucho y la comida nos ayudó a que disminuyera, aunque sólo fuera en apariencia. El deseo de atiborrarse y sedarse con comida es una señal que nos advierte que necesitamos más de nosotros, es decir, que debemos mirarnos con más atención.

El atracón puede empezar cuando sentimos antojo de una galleta, pero como está prohibida, no nos la comemos y optamos por algo dietético, como jícama. El antojo sigue ahí y toma fuerza hasta que culmina en un "atracón" de galletas; pero ésta es sólo la puerta de entrada a seguir con pasteles o chocolates, aunque también puede ser algo salado o picoso. Mientras comemos nos decimos toda clase de insultos y como nos duele y estamos acostumbrados a escapar de los sentimientos incómodos, seguimos comiendo. Entramos en un círculo del que parece que no podremos escapar.

Te invito a que veas a los atracones como llamadas de atención, como una forma diferente de darte permiso para entender que el cuerpo y el alma tratan de decirnos que algo está pasando dentro de nosotros, ya sea porque alguna situación no tiene sentido en nuestra vida, hay falta de congruencia o las ideas gordas se están apoderando de nuestra verdadera voluntad. Los atracones son un recordatorio de que se vale sentir, pedir y necesitar tiempo para uno mismo sin que esto nos vuelva egoístas. Se vale estar cansada, enferma y sin ganas para ciertas cosas; es humano equivocarse y no ser perfectos. Recuerda que las ideas gordas se formaron en otro tiempo, en otro momento donde seguramente no hubo otra opción, pero hoy tienes otra edad y puedes cuestionarte si quieres seguir cargando con ellas o si puedes reemplazarlas por nuevas creencias que te ayuden a darte **bienestar**.

¿Qué hacer ante un atracón?

Date una pausa, ya sea que salgas o sólo abras una ventana. Mientras sientes el aire en tu rostro, respira profundo y reflexiona: ¿de verdad quiero comer? Si no hubiera comida, ¿qué haría?

Si después de hacer esto aún quieres comer, te recomiendo lo siguiente:

* Coloca frente a ti todo lo que te quieres comer. Siéntate a la mesa y comienza a comerlo. Esto le permitirá a tu cuerpo saber qué estás comiendo.
* Para por unos segundos y pregúntate si eso que estás comiendo realmente te gusta.
* Algunas veces comemos pensando en otras personas, porque a ellos les gusta o para castigarnos. Regresa la atención a ti.
* Si tu respuesta es sí, entonces comienza a disfrutarlo y deja de utilizarlo como tortura. Disfrútalo con calma, no corras, la comida no se va a ir.
* Si tu respuesta es no, entonces deja de comerlo, busca algo que sí te guste y cómelo con gusto. Recuerda que mereces comer rico.
* Dite a ti mismo que estás aprendiendo y que, en este momento, fue lo único que pudiste hacer. No necesitas castigarte más tarde.
* No te juzgues o te critiques. Mejor observa a qué sabe lo que estás comiendo, ¿es como lo imaginaste?
* Prométete que la próxima vez que tengas hambre estomacal vas a comer. Recuerda ser amable con-

tigo, los insultos no son necesarios, la comprensión, sí.

* Al terminar, responde:
  ○ ¿Qué fue lo que pasó antes del atracón?
  ○ ¿Cuáles son tus sensaciones corporales después de comer?
  ○ ¿Qué emociones experimentas al estar escribiendo?
  ○ ¿Qué hay de malo o de aterrador si te permites reconocerlas en lugar de comer?
  ○ ¿Son parte de tus ideas gordas?
  ○ Si pudieras hacerlo diferente, ¿qué harías?
* Recuerda que no se trata de lastimarte con insultos, sino de entenderte y descubrir tus emociones anestesiadas.

No olvides que estás aprendiendo a confiar en ti mismo, en tu hambre emocional y en tu hambre estomacal. Hoy te estás demostrando, poco a poco, que se vale sentir y que es seguro estar en tu cuerpo, que no has renunciado a tu nuevo proceso y que este atracón es para reconectar contigo.

DESPUÉS DEL ATRACÓN Y LA DIOSA BÁSCULA, SÓLO QUEDA EL EJERCICIO

Otra de las maneras que hemos encontrado para lidiar con el peso y la forma de nuestro cuerpo es el ejercicio. Al igual que lo hemos hecho con la dieta, corremos hacia él como si fuera a cumplirnos el deseo que tanto anhelamos: cambiar estas caderas por hermosos glúteos; borrar la panza para convertirla en un atractivo abdomen; que los brazos flacos se vuelvan torneados. Empezamos apasionadamente con una rutina de cinco días a la semana y si se puede también algunos sábados. Entramos en otra nueva rutina que, poco a poco, dejará de ser atractiva; quizá en pocas semanas se convierta en un pendiente más por hacer. El cansancio y el aburrimiento lograron que otras cosas fueran más importantes y, sin entenderlo del todo, ya no tenemos tiempo de ir a la clase o al gimnasio.

Para los comedores emocionales, encontrar un balance con el ejercicio requiere procesarlo igual que la relación emocional con la comida, es decir, hay que indagar para modificar las ideas y creencias que tenemos sobre éste, con quien seguramente tampoco tenemos una relación sana.

Son muchos los beneficios físicos y emocionales del ejercicio: salud cardiovascular, mayor resistencia, sensación de fuerza, aumento del tono muscular, flexibilidad, mejora el estado de ánimo, el organismo se siente más vivo y energizado, ayuda a tener un sueño reparador, genera momentos de placer y satisfacción. Si no lo hacemos por las razones correctas y únicamente buscamos modificar el peso y la talla, tarde o temprano nos desmotivaremos. Para mantener el ritmo en la rutina, debemos optar por un ejercicio adecuado a la edad y el cuerpo, para que te brinde salud física y emocional, al igual que con la comida.

Tus creencias van a decirte cómo te sientes con el ejercicio y contigo misma; si el ejercicio deja de ser divertido para volverse una herramienta de castigo por las 3000 calorías que comiste o la recompensa al reducir unos centímetros, se volverá contraproducente, pues afectará tu vida emocional y, como es de esperarse, querrás revelarte ante la privación de tu libertad y dejarás de hacerlo para tirarte en el sillón lamentándote por no poder con el ejercicio.

Pero si eliges hacerlo para darte bienestar, es muy probable que tus ganas de tomar una clase o de salir al parque se vuelvan parte de tu rutina. No te preocupes si no te gusta el ejercicio, no te culpes, quizá sólo te falta encontrar el indicado. Una vez más, se trata de probar y de dejar de estirar la cuerda entre el "no me gusta" y el "debo hacerlo".

La única manera de descubrir los beneficios del ejercicio es probando e intentándolo durante más de veinticinco minutos continuos, para que de esta forma tu metabolismo se active y empieces a sentir el cambio de energía en tu cuerpo. Repetir la misma actividad, por lo menos un par de veces, te ayudará a darte cuenta cuál fue el ejercicio que te hizo sentir satisfecha contigo o si únicamente representó haber acabado con el sacrificio de hacerlo. Si no te gustó, prueba otro y otro, hasta que encuentres "ése" que te hace levantarte de la cama o dejar lo que haces para moverte hacia la diversión: baile, gimnasio, correr, caminar, pilates, yoga. Hay demasiados por probar antes de elegir el apropiado para ti.

Comienza poco a poco, sin buscar cambios inmediatos. Con constancia estos llegarán. No trates de cubrir cinco o seis días de la semana con ejercicio, un buen principio pueden ser tres sesiones. ¡Confía! Tarde o temprano, tu cuerpo, al sentirse en bienestar, te indicará cuándo agregar otra sesión.

Recuerda que hidratarlo y hacerle caso al cansancio es parte de cuidar de ti y te evitará confundirlo con hambre.

No mires a la *flaca de enfrente*, disfrútate a ti misma mientras te ejercitas. Busca actividades que no promuevan la delgadez o el cuerpo musculoso, evita retos que prometen un cambio total en X número de semanas.

Sé flexible con los horarios y días; si hoy no fuiste, cambia el día o mueve tu cuerpo un buen rato en casa, o bien, regálate un momento placentero con tus hijos, tu pareja, tu mascota o tu vecina. Buscar una mancuerna para que sea tu cómplice en esta nueva faceta suele ser un gran motivador. Si sales de viaje, relájate, ya regresarás a tu práctica cuando vuelvas a casa. No agregues estrés a tu ejercicio para no despertar el hambre emocional, sé responsable de ti sin rigidez, busca bienestar.

CAPÍTULO 6

~~~~~~~~~~

COMO ES MI VIDA ES MI COMIDA

DEL FASTIDIO AL EMPALAGUE

Cuando usted deje de condenarse por comer
y comience a analizar su comportamiento,
descubrirá numerosos elementos interesantes
sobre su hábito de comer compulsivamente.

JANE R. HIRSCHMANN y CAROL H. MUNTER

Los comedores emocionales experimentamos dos facetas a la hora de comer: *el fastidio de la restricción* o *el empalague de la compulsión.* Cada faceta puede durar horas, días o hasta semanas, dependiendo de si las creencias son restrictivas o compulsivas.

Restrictivas:

* Sientes hambre continuamente, pero te saltas comidas e ignoras las señales naturales de hambre estomacal.
* Dejas de comer incluso si todavía tienes hambre.
* Esperas perder peso rápidamente si eliminas ciertos alimentos.
* Usas el ejercicio como medida de rescate, pero no eres constante.
* Sientes que estás haciendo trampa cuando comes algún alimento prohibido, y por lo general son muchos.

* Eliges qué comer basándote en las calorías y no porque te gusta.
* Experimentas culpa constantemente.

Compulsivas:

* La comida se vuelve una de tus únicas fuentes de placer o tranquilidad, y cuando las sacas de tu menú, te sientes desconsolada.
* Comes a escondidas o cuando nadie te ve.
* Pasas de la restricción a la compulsión continuamente.
* Cuando te das permiso de disfrutar, comes de más o comes durante todo el día.
* Te das atracones con regularidad.
* Comes según la urgencia o el letargo por bajar de peso.
* Terminas llena por comer muy rápido.
* Tus elecciones se basan en lo que ha estado prohibido y no toman en cuenta tu bienestar.
* Usas la comida como analgésico.
* Te sientes culpable constantemente.

No tengo claro si fue por la educación que recibí o si es mi temperamento o si fue una conducta que adquirí en el camino, pero de lo que sí estoy segura es de que mi necesidad de orden y control me llevó a querer controlar el peso y la comida, estirando la cuerda hacia el lado de la restricción cuando sentía la urgencia de bajar de peso, y cuando me sentía agotada o decepcionada, lo que quería era darme el permiso de no seguir reglas, entonces, jalaba hacia el otro lado y llegaba al letargo total de la compulsión. Al querer tener la cuerda en la mano para sentir que podía decidir, nunca me di el espacio para reflexionar que simplemente la podía soltar y dejar el interminable estira y afloja.

Isela, por ejemplo, llega a las sesiones del taller con un pequeño recipiente blanco lleno de alguna verdura y una botella de agua con clorofila para comerlos a la hora del *lunch*. En el ejercicio donde probamos diferentes tipos de alimentos, ella simplemente se niega a comer un cuadrito de chocolate y decide simplemente observar cómo lo disfrutan los demás. Al preguntarle si era alérgica al chocolate, ella respondió con cara de susto y en voz alta: "No, para nada, pero yo no como chocolate nunca". Continuamos con el ejercicio y al escuchar la vivencia de sus compañeros, Isela saca un *kleenex* de su bolsa y se limpia las lágrimas. Cuando le pregunto si quiere compartirnos lo que le está pasando, controla el llanto con la respiración y dice: "Después de escucharlos y darme cuenta de lo rico que se comieron un solo pedacito de chocolate, me doy cuenta de que hace mucho no disfruto nada de lo que como, que me da tanto miedo volver a subir de peso y estar gorda que únicamente como verduras y comida insípida". Para la última sesión del taller, el recipiente de Isela ya era una ensalada completa, con nueces y arándanos, incluso se permitió probar del *lunch* que llevaban sus compañeros.

Al igual que Isela, cuando estamos en la faceta de ser restrictivas, se nos dificulta disfrutar, creemos que el verdadero placer está en no salirnos de control y dejamos que el miedo a ganar kilos, con una mordida o con un banquete, dirija no sólo el plato de comida sino también el entorno, el plato de la vida. Cuando somos restrictivas, contamos calorías, gramos de grasa, cada alimento prohibido y hasta creemos saber más sobre el valor de los alimentos que los nutriólogos.

Creemos que de esta manera evitaremos situaciones incómodas o dolorosas. Cargamos con la idea de que la salvación llegará estando delgadas. Tener orden al actuar, seguir reglas, horarios o rituales, dar el mejor esfuerzo para reprimir los antojos y las ganas significa estar a salvo. No importa si se trata de disfrutar una fiesta, una relación personal, un helado o una lechuga, **todo** debe hacerse con cierta medida. Pero al sentirnos incómodas, cansadas o aburridas del "pan con lo mismo", damos el brinco a la diversión y la compulsión.

Cuando nos encontramos en la faceta compulsiva, comemos sin pensar, no tomamos conciencia de nuestras acciones, nos damos un falso placer y nos volvemos permisivas; entonces, las reglas no importan, las aborrecemos y saltamos frente a la televisión con un platón de palomitas, papitas, refresco o cualquier otro alimento que había estado prohibido. Estar en la etapa compulsiva nos da la opción de no ver con claridad nada, ni las preocupaciones de nuestra propia vida. Nos decimos "Eso puede esperar para después", "Mañana, al rato", "¿Qué tanto es tantito?". Es como adormecernos y entrar en el letargo de no hacer nada para estar bien. "Mejor me uno al caos y así estaré a salvo". No importa si se trata de disfrutar una fiesta, una relación personal, un helado o una lechuga, **todo** debe hacerse sin medida. Ser compulsivas es una forma aprendida que, como mecanismo de defensa, intenta protegernos de aquello que consideramos insoportable, de aquello que, generalmente, es doloroso.

Mara es una mujer joven, vive con su mamá y ambas mantienen una lucha constante con el peso. Buscan nuevas dietas, recetas y dietistas que las ayuden a perder los kilos que les sobran. El problema al que se enfrentan es que quieren lograrlo rápidamente y es tanta la urgencia que no pueden darle el tiempo suficiente a la nueva dieta, pues la terminan antes de ver resultados e inmediatamente después inician con una nueva propuesta. Mara está estudiando la licenciatura, al mismo tiempo tiene un programa de radio por internet y los fines de semana toma cursos de crecimiento personal, a los que casi siempre llega tarde porque se queda dormida debido al cansancio. Además, ayuda a su mamá en las tareas de la casa; cuando tiene tiempo sale a divertirse con sus amigos. La mamá de Mara pasa la mayor parte del tiempo trabajando y los fines de semana hace negocios para obtener más dinero. Si le queda tiempo el fin de semana, se va a platicar con sus hermanas, aunque sea en la noche.

¿Notas el parecido en la conducta de ambas? Ninguna da espacio o tiempo significativo a cada actividad, ya sea el estudio, el trabajo, la dieta o la diversión. No hay un momento de asimilación, pues su vida está saturada de cosas por hacer y su plato de comida está colmado de dietas y nuevos caminos para bajar de peso; no obstante, en el cambio de una dieta a otra se dan el permiso de comer todo aquello que estuvo prohibido y limitado. En ambos platos, tanto en el de la comida como en el de la vida, se nota la compulsión, les falta atender a su propio cuerpo, escuchar su cansancio y la necesidad de calma. Todo va tan rápido que de lo que menos tienen tiempo es de prestarse atención con verdadera conciencia.

Tanto los comedores restrictivos como los compulsivos, frecuentemente, nos avergonzamos por la impotencia que sentimos ante la comida y ante la necesidad imperiosa de lo que consideramos comida chatarra o prohibida. Seguramente esto inició cuando las necesidades de la niñez no fueron cubiertas por nuestros padres. No necesariamente porque fueran malos padres, a veces fue su incapacidad de conocer nuestro mundo emocional y físico, o sencillamente porque no supieron cómo hacerlo. Entonces, aprendimos que nuestros sentimientos y la necesidad de ser apoyados no era algo común, o bien, eran excesivos, lo que nos provocaba vergüenza. Si en la infancia o en la pubertad constantemente te sentiste avergonzada, humillada, ignorada o abusada cuando expresaste tus necesidades, seguramente al llegar a adulto te sientes igual cuando te descubres necesitado de algo o alguien. La buena noticia es que como adulto puedes hacerlo diferente, basarte en una nueva perspectiva para reconocerte y aceptar que sentir y necesitar no tiene por qué avergonzarte.

Cualquiera que sea la fase en la que pasas más tiempo, ya sea compulsiva o restrictiva, esos mecanismos que alguna vez te salvaron, hoy te estorban. Los desarrollaste en el pasado, tal vez hace quince, veinte o treinta años, pero hoy te paralizan, te limitan en la tarea más importante y en tu mejor proyecto: SER TÚ MISMA. Lo único que tienes que hacer es soltar la cuerda para dejar de jalarla.

MI PLATO DE COMIDA,
EL ESPEJO DE MI PLATO DE VIDA

Aprender a observar la forma en la que comes es un gran principio para dejar de hacerlo compulsivamente o por hambre emocional. Mirar detenidamente tu plato de comida puede ser la puerta para darte cuenta de cómo está tu vida. El plato es una especie de mapa al que le agregas, restringes, sobrepasas, permites, y no sólo en la comida, también en tu forma de vivir. Es como el camino a seguir.

Mi plato de comida durante muchos años estuvo lleno de restricción, de mi miedo a engordar o a romper la dieta. Las harinas me daban terror, era un pecado comerlas; las tortillas eran sinónimo de seguir siendo una gorda sin llenadera; los postres sólo estaban permitidos como premios por estar flaca y sin panza, y yo no debía comerlos. Pero ¿en qué se parecía esto a mi vida?

De la misma manera que le tenía miedo a los bolillos o a las pastas porque me harían estar gorda y verme gorda era motivo para sentirme rechazada por mis amigos o familiares, le tenía pavor a ponerles límites a ellos y no podía decirles que *no*, aunque decirles que *sí* significara pasar por encima de mí. No importaba si yo quería o podía, siempre hacía lo posible por hacer lo que me pedían, me daba miedo que me dejaran de querer o de buscar, aunque sólo fuera para hacerles un favor. Y así como les había dicho que *sí* a ellos, yo terminaba dándome el *sí* para comer tortillas, pastelitos de bolsita y hasta espagueti frío frente al refrigerador. Darme el permiso de comer era la forma para brindarme consuelo y un poco de paz.

¿Puedes ver el parecido? Así como no podía poner límites a otras personas, tampoco podía respetar mis propios límites. Si no era capaz de darme bienestar en mi plato de comida tampoco era capaz de darle bienestar a mi vida. El miedo a quitarme ciertos alimentos o a comerlos era igual a mi miedo a enfrentar las emociones que vivía en las relaciones interpersonales. Por lo tanto, la falta de límites y conciencia ante mi conducta me hacían pasar de la restricción a la compulsión tanto en el plato de comida como en el plato de la vida.

Las restricciones en el plato de comida son el reflejo de todos los faltantes en la vida; digamos que es imaginar que *no podemos hacer o tener o que simplemente no merecemos* todo aquello que está permitido para otros. Por ejemplo, si tu plato de comida se ve aburrido, siempre con los mismos platillos insípidos, sin colores frescos y nuevos, seguramente así ves tu vida, aburrida. Si no buscas nuevas opciones que te dejen satisfecha y feliz con tu plato de comida, tampoco lo harás con tu plato de la vida, pues asumirás que tu trabajo, los amigos, la escuela o tu pareja, aunque no sean lo que deseas, son los que mereces.

Por ejemplo, si estás en un restaurante y el platillo que ordenaste no te gustó, recuerdas que la niña buena se come lo que le den, además de que te da pena decirlo frente a tus acompañantes o al mismo mesero, así que decides callarte y comértelo. Asimismo, es probable que en medio de una reunión con familiares o amigos, donde no la estás pasando bien quizá porque ya estás cansada o incómoda con la compañía, decidas quedarte como respuesta automática, porque al igual que en el restaurante, te da pena retirarte temprano. En ambos casos te queda un mal sabor de boca, pues comer y vivir es igual a restricción e insatisfacción autoimpuesta.

Lo mismo pasa con nuestras conductas compulsivas. Recuerdo un paseo en un parque de diversiones con mis amigas, todas adultas y con hijos. Decidimos ser intrépidas y subirnos a todos los juegos que van a gran velocidad, que te voltean de cabeza o que dan vueltas y vueltas. Una decidió que terminaría con su miedo al Kilahuea, ese juego que después de llevarte a una gran altura te deja caer simulando una caída libre. Nunca se había subido. Nos subimos una vez y como se sentía feliz por haberlo logrado, decidió hacerlo otra vez y otra vez y otra vez. ¡Cuatro veces seguidas! Sólo paró porque ya le dolía la espalda, el cuello y tenía ganas de vomitar, todo como consecuencia de su acto compulsivo. Para quitarse las náuseas, se comió una bolsa grande de papas con salsa picante y mucho limón, y un enorme refresco de dieta. Una vez más, en lugar de simplemente estar en calma o irse a su casa a descansar, se refugió en la compulsión por comer.

Otra forma para conocernos a través de nuestra forma de comer es observando los alimentos que colocamos en el plato, pues éstos tienen mucho que ver con lo que creemos de nosotros mismos y cómo vivimos la vida:

* Si crees que no mereces mucho en la vida y te tratas constantemente como no valiosa, entonces cargarás tu plato con comida chatarra y poco nutritiva, lo que te hará sentir mal físicamente y de poco valía.

* Si crees que no puedes depender de otros y disfrazas tu vulnerabilidad con autosuficiencia, en vez de pedir ayuda y llamar un amigo, seguramente te recetarás una buena dosis de comida que te reafirme la idea de que comer sólo depende de ti.

* Si consideras que tu cuerpo es tan feo que no requiere que le des bienestar, te encontrarás comiendo alimentos que te hagan sentir pesada, inflamada, además, experimentarás culpa y decepción.

* Si te gusta quedar bien con los demás en todo momento, cuando estés comiendo frente a otros, tu plato estará lleno de verduras y alimentos que para la sociedad son nutritivos, pero tal vez llegues a casa a comer los postres que no te permitiste antes.

Como ya hemos visto en capítulos anteriores, usamos la comida como premio o castigo, para darnos placer o inmovilizarnos ante algo que no queremos hacer. Por ejemplo, yo utilicé el chile Miguelito como recompensa: me servía un plato de papas con limón y Miguelito porque me lo merecía. Pero después descubrí que este suculento platillo me dejaba pesada y me paralizaba por un buen rato. Entonces, cuando de manera inconsciente quería castigarme o no asistir a algún evento, tenía el arma perfecta, comer Miguelito, ya que me haría sentir mal físicamente y me daría la excusa perfecta para "no hacer nada con otros o para mí".

Si te das la oportunidad de mirar detenidamente tu plato de comida, podrás observar cómo te comportas en la vida. Sólo necesitas aprender a ser curioso de ti, de tus reacciones y de tu forma de comer, pues cuando eres testigo de ello, puedes encontrar nuevas maneras de vivir y de comer, brindándote verdaderos momentos de placer y de amor.

Hagamos un ejercicio

1. Escribe una lista de tus alimentos favoritos (no cuentes calorías, no es importante).
2. Reflexiona si alguna vez los has utilizado como recompensa o como castigo. Trata de ubicar si hay algún sentimiento o situación que sea sinónimo de ellos, por ejemplo:
   - Miguelito: castigo, placer, malestar.
   - Quesadillas: placer, demostrarme que puedo comer lo que yo quiera.
   - Galletas: para que no te vean, no puedo vivir sin ellas.
   - Chile relleno: el amor de mi abuela.
   - Café: despertar, apapacho, cansancio, tengo frío.
   - Pan de caja con mermelada: no hay otra cosa, castigo.
3. Una vez que hayas terminado tu lista, pregúntate:
   a) ¿Para qué los comes?

b) ¿Cuál de estos alimentos te invita a la restricción, al orden, a lo prohibido, al castigo o a la disciplina?

c) ¿Cuál te invita a ser permisiva y a seguir comiendo hasta llegar a la compulsión?

4. Reflexiona y quítales el poder que han tenido hasta ahora. Colócalos en su lugar, velos como lo que son en realidad: simple comida. Retoma el poder y busca tu bienestar la próxima vez que decidas quitarlos o colocarlos sobre tu plato de vida y de comida.

EL PEGAMENTO
O EL HIELO CON LA PAREJA

Durante estos años en los que he tenido la oportunidad de observar a las parejas que han tomado el taller "Mi relación con la comida® un mundo de emociones", he descubierto que la forma de relacionarnos en pareja y con la comida también tiene mucho que decir. La pareja puede ser un motivo más para tener un vínculo poco sano con la comida y el plato de la vida.

Susana es una mujer que no pensarías que tiene un solo kilo extra en su cuerpo. Sin embargo, llegó al taller desesperada por no poder vivir sin hacer dieta y no lograr el peso que tenía cuando se casó. Tenía la báscula en el baño, junto a la regadera, para leer los números cuando estaba completamente desnuda, o sea, sin nada que representara peso extra. Se pesaba todos los días. Con todo, la prueba de fuego era su marido, quien se encargaba de decirle, aun sin preguntarle, si el tamaño de su cintura era el aceptable o no. Cuando estaban en algún restaurante, la mirada de su esposo era el permiso para disfrutar el platillo que tenía enfrente. Esto no quiere decir que su relación fuera mala, tienen un buen matrimonio y una familia unida de cuatro hijos, aunque su relación de pareja tiene un "pero", pues para él es muy importante que su esposa mantenga el cuerpo de cuando la conoció. Y para ella era igual de significativo seguir siendo atractiva para él. Esta situación mantenía a Susana llena de restricción.

Con el taller, ella se percató de toda la energía y esfuerzo que implicaba darle gusto a su marido. Cabe decir que no estaba cansada de hacer dieta, ya que disfruta mucho la comida y se siente en paz al comer tacos y, de vez en cuando, un postre, pues le gusta el balance en su forma de comer. De lo que sí está agotada es de sentir miedo a perder a su esposo y de volverse fea ante los ojos de él; y ha disfrazado este miedo con dieta, ejercicio y estar delgada. A pesar de su esfuerzo por querer ser vista por él, esta situación, paradójicamente, los alejaba, haciéndola sentir menospreciada. Y su forma de reaccionar era enojarse o comer un par de chocolates.

Luego de algunas sesiones de terapia en pareja, descubrimos que él actuaba así para apoyarla en sus ganas de estar delgada, y aunque era una forma equivocada, él pensaba que la motivaba a no perder el entusiasmo. Sin notarlo, habían establecido un vínculo a través de la relación con la comida y la batalla con el peso.

Marco y Andrea, participantes del taller para parejas, durante sus intervenciones y ejercicios descubrieron que la mayoría de los ratos que pasaban juntos giraban en torno a la comida. Ambos disfrutaban de una buena cena en casa, les gustaba cocinar juntos y sentarse a platicar sobre su día mientras degustaban los suculentos platillos que habían preparado. Los fines de semana, cuando no cocinaban, salían con amigos a conocer nuevos restaurantes o preparaban para sus invitados deliciosas recetas; disfrutaban hacer juntos las compras de todo lo que necesitarían tener en la alacena y el refrigerador para la semana. Incluso sentarse a ver una película era pretexto para cocinar o preparar algo rico para disfrutar frente a la televisión. Me imagino que comer algo preparado por ellos debe ser un verdadero manjar, pues hasta el *lunch* que llevaron al taller estaba delicioso.

Aunque todo suena muy romántico y favorecedor para tener una buena relación y comunicación de pareja, el problema se presentó cuando un año y medio después de casados notaron que habían subido mucho de peso y no podían seguir una dieta. Cada fin de semana la rompía o uno o el otro.

Durante las cuatro semanas de taller, se dieron cuenta de que rompían la dieta porque no tenían oportunidad de comer la riquísima comida que acostumbraban, pero lo más sorprendente fue que, al no tener el pretexto de la comida, el súper y las recetas por aprender, dejaron de pasar tiempo juntos y se refugiaron en hacer cosas de la oficina aun en casa. Inconscientemente, comenzaron a dedicarse menos tiempo y en cuanto uno de los dos se sentía abandonado, empezaba a cocinar y ¡claro, a comer!

Ambos decidieron emprender actividades juntos que no involucraran siempre la comida; se metieron a clases de baile, a un círculo de lectura.y a clases de cocina ovovegetariana, además de seguir trabajando cada uno en sanar su relación emocional con la comida.

Angy, por su parte, ha empezado a trabajar en su relación con la comida en sesiones individuales. Hemos descubierto que su manera de comer es igual de rígida que su postura corporal: cada porción en su plato está meticulosamente medida y servida en el desayuno, la colación y la comida. Pero el problema para ella era llegar a casa después de un largo y cansado día y tener que preparar de cenar para su esposo y para ella. Constantemente, le dolían los hombros y el cuello; ella pensaba que era por estrés, pero la rigidez con la que sostenía su vida se reflejaba también en su cuerpo.

Mientras ella preparaba algo de cenar, su esposo prendía la televisión en la sala de estar y la esperaba; aparentemente cenaban algo ligero, pero remataban con una o dos copas de vino y un plato sustancioso de cacahuates y nueces. De alguna manera, esto era su recompensa por el cansancio. Mientras veían el programa de televisión no hacían caso a la sensación de hambre y menos de saciedad, simplemente comían uno o dos platitos. Ambos encontraban en este momento un paso en la rutina para luego ir a dormir, y aunque platicaran poco, era un espacio para compartir en pareja. Al comer sin tomar en cuenta sus sensaciones corporales, los alimentos extra de cada noche los mantenían con kilos de más; y Angy, al no descansar lo necesario, seguía con dolor de espalda crónico y tomando analgésicos.

Después de un tiempo, Angy y esposo se integraron al taller de parejas, para que él pudiera apoyarla en su nueva forma de comer y se hiciera consciente de que tampoco tenía una sana relación con la comida. Cuando él empieza a trabajar en una forma de ver la comida y se permite tocar sus emociones, se da cuenta de que, por sus diferencias en el horario de trabajo, tiene más tiempo libre que ella y lo que quiere es que pasen tiempo juntos, aunque esto implique comer o sentarse a ver la televisión y quedarse dormidos en el sillón. También nota que para él no es tan importante cuidar la salud, ni el peso y menos la alimentación. En suma, no lograba entender la necesidad de Angy de sentirse a gusto con su cuerpo y apoyada por su pareja.

Al empezar a hacer conciencia de lo importante que es la salud, han logrado establecer acuerdos para tener bienestar en pareja y sanar su relación con la comida y la falta de comunicación. Consiguieron dejar de tragarse los enojos y las frustraciones al comunicarse y destinarse tiempo de calidad.

Julieta llegó a terapia por su sobrepeso y por recomendación del doctor, quien le sugirió bajar 40 kilos. En una de las sesiones, platicando sobre la relación de pareja, descubre que su marido la "ayuda" a dejar la dieta, llevándole taquitos o tamales, o bien, invitándola a sus restaurantes favoritos, donde los postres son una "reverenda grosería" como dice ella, pues es imposible decirles que no. Durante el proceso, nota que su esposo, quien también tiene algunos kilos de más, no quiere que ella baje de peso, ya que es un hombre inseguro al que no le conviene tener una mujer atractiva. Además, Julieta es muy exitosa en su trabajo y tiene una cara muy linda. Cada vez que la ve más delgada que él, la sabotea en su camino para bajar de peso. Julieta decidió dejar de cuidarlo y darse salud a pesar de él; ahora se hace cargo de sus propios miedos y los enfrenta. Por ello, ambos tomaron la decisión de asistir a terapia juntos, pues quieren sanar la relación.

Los casos anteriores ponen de manifiesto el vínculo que tenían como pareja y cómo la comida no los dejaba ver con claridad sus verdaderas necesidades, restándoles creatividad para realizar actividades que los unieran en el día a día, incluso tapando dificultades que, muchas veces, son naturales en el matrimonio. Cambiar nuestras creencias puede cambiar el rumbo, llevándonos a sanar la relación de pareja y sacando al tercero en discordia: la comida.

Hagamos un ejercicio

1. Pregúntate:
   a) ¿Qué actividades tienes con tu pareja?
   b) ¿Los unen sólo los momentos que involucran comida?
   c) ¿Hablas con tu pareja sobre tu relación con la comida y tu cuerpo?
   d) ¿Le conviene a alguno de los dos el sobrepeso o la dieta del otro?
2. Anota tus reflexiones.
3. ¡Manos a la obra! Modifica tus conductas para crear nuevas formas de compartir con tu pareja.

Recuerda que, si no pueden solos, siempre habrá un terapeuta dispuesto a acompañarlos en su proceso.

¿ANTOJO O NECEDAD?

La persona que vive de antojos todo quiere y nada le satisface...
MARISOL SANTILLÁN

Es un hecho que el hambre emocional nos puede sacar de la cama a las doce de la noche o llevarnos a la tiendita antes de que cierren, pero también es verdad que tenemos **antojos** reales en los platos de comida y de vida.

Existen momentos donde sencillamente tenemos deseos de ser apapachadas o nos sentimos con ganas de estar acompañados mientras vemos una película en casa, y no necesariamente tiene que tratarse de que esté pasando algo trascendental en nuestra vida. También hay días en los que no queremos salir de casa, quedarnos en pijama y dormitar, sin que eso quiera decir que estamos en depresión o en huelga. Igualmente, hay días en que despertamos con ganas de arreglarnos más y de usar ese vestido que tiene meses o hasta años que no nos probamos. Tenemos antojos, deseos y anhelos. Creo firmemente que el cuerpo que habitamos es sabio y que si nos da sueños es porque somos capaces de hacerlos realidad.

Cuando el antojo es real y viene de lo más profundo de nuestro ser, lo hacemos, nos lo damos sin chistar, sin culpa ni remordimiento. Sin embargo, un antojo puede esperar y no tiene que ser cumplido a manera de capricho o necedad.

Podemos planear, ahorrar si es necesario, poner una fecha en el calendario y disfrutarlo cuando llegue. Es como cuando un niño pequeño espera la llegada de Santa Claus, cuenta los días lleno de ilusión, imaginando el momento, incluso un día antes no puede dormir del entusiasmo por ver sus regalos. O bien, un joven que empieza a trabajar con la ilusión de comprarse un coche, ahorrando cada mes para reunir el dinero, dejando algunos placeres o momentos divertidos, porque lo importante es pagar su auto.

En el plato de comida también ocurren estos momentos. El *antojo real*, generalmente viene acompañado de la imagen y quizá hasta salivemos un poco más de lo normal. Algunas veces surge del hambre estomacal y, por lo tanto, podemos satisfacerlo a la hora de comer, y eso no quiere decir que tiene que ser "ahorita, en este instante", pues podemos esperar un poco.

Recuerdo que cuando estaba embarazada de mi primer hijo, como al quinto mes, cuando todavía podemos comer porque el bebé no ocupa todo el espacio abdominal, soñé que íbamos a Chihuahua a visitar a mis suegros y que me comía un delicioso hot dog, de salchicha y media, bañado en chile con queso, uno de esos que compras saliendo de bailar en la madrugada. Es algo típico de la región y en la Ciudad de México no se encuentra. No tuve opción más que posponer el deseo, esperar a que naciera mi bebé y poder viajar a Chihuahua para comerlo. Y sí, lo disfruté tanto como lo imaginé.

El cuerpo es maravilloso y nos manda señales de lo que necesita en forma de antojo. Puede ser algo ácido y viene a tu mente la imagen de una naranja o un limón, otras veces te llega el antojo de carne y quizá es porque tu cuerpo necesita proteína. Me viene a la mente la temporada en la que a todo le agregaba espinaca, a la sopa, a la carne, incluso la comía cruda con limón. Cuando me hice el chequeo anual que me manda el ginecólogo, nos dimos cuenta de que estaba baja en hierro y que quizá por la forma en que había estado comiendo no tenía anemia.

En los días que hace calor, el cuerpo necesita hidratarse más, así que se nos antojan las aguas de fruta fresca o una botella de agua natural recién salida del refrigerador. En temporada de frío, consumimos un poco más de calorías, tal vez tengas más antojo de chocolate o de bebidas calientes.

También sucede que cuando estamos enfermos de gripa o del estómago, lo único que se antoja comer son sopas o caldos ligeros, tal vez algunas frutas que usualmente no tenemos, como guayaba o cítricos por la vitamina C que nos está haciendo falta. La necesidad que siente el cuerpo por estos alimentos y que se nos presenta como antojo, puede saciarse con una cantidad mínima. Pero si te sientes con la necedad de seguir comiendo, en realidad no era un antojo y estás respondiendo al hambre emocional.

Cuando el hambre emocional invade tu plato de vida, seguramente cumplirás tu capricho pasando por encima de otras necesidades reales. Comprarás eso que era prescindible, gastando de más y después sintiendo la carencia. Incluso ejercitarse de manera compulsiva hasta agotar el músculo, hará que faltes varios días a tu clase o al gimnasio.

El hambre emocional puede invitarte a satisfacer un antojo para brindarte alivio momentáneo, pero "ése" no es un antojo real, es necedad, ganas de huir de ti en lugar de cuidarte.

CAPÍTULO 7

~~~~~~~~~~

APRENDE A TRATARTE CON AMOR

ELLA, LA DEL ESPEJO, ERES TÚ AHORA

> Si tienes una actitud compasiva contigo misma, la amabilidad será el resultado. Ser amable es demostrarte afecto en lugar de juzgarte, y éste será el cimiento para una profunda relación contigo misma.
>
> SASHA T. LORING

Es mediodía y estoy en una cafetería muy chiquita de la colonia San Ángel, la temperatura ideal para estar en la terraza disfrutando de la lectura y de una deliciosa taza de café. El libro me parece interesantísimo y no hay sonido alguno que me distraiga, hasta que escucho el regaño de una jovencita a otra: "¿Ya vomitaste? ¿No que tú no necesitabas hacer eso para estar bonita?". No pude evitar voltear discretamente a la mesa junto a mí. El corazón se hizo chiquito cuando vi la edad que tenían, entre dieciséis y diecisiete años, las cinco están muy bonitas, de cabello largo y con cuerpos que denotan una hermosa juventud. Finalmente, las cinco soltaron una carcajada y seguían comentando: "Como dice tu mamá, la belleza es lo primero", "Si no vomito, no puedo venir aquí con ustedes". De pronto, ya no estaba escuchándolas a ellas, mi mente se fue a mis dieciséis años.

Empezaban a dejarme sacar el coche sola; me sentía independiente y feliz de poder ir y venir sin dar explicaciones.

Cualquier otra persona saldría con amigas al cine o a tomar un helado o un café, pero yo no, yo era distinta, pasaba por mis amigas para ir a la dieta, a que nos midieran, pesaran y nos dieran permiso de seguir comiendo aburrido e insípido. Recuerdo tardes enteras leyendo sobre los nuevos productos que anunciaban las revistas extrajeras para bajar de peso y tratando de localizar una tienda que los vendiera en México. Jugábamos frente al espejo a maquillarnos y probarnos la ropa que usaríamos el fin de semana; algunas compartían ropa conmigo, pero otras usaban ropa mucho más pequeña que la mía, y justo cuando estaba con ellas, sentía la urgencia por encontrar ese producto mágico que me quitaría la panza y las lonjas.

¡Recordé! Recordé el doloroso camino que empecé a los ocho años, ese camino que más allá del papel que me decía qué comer, estuvo lleno de piedras y espinas, de deseos de no tener este cuerpo, de no ser quien era y de querer ser tan bonita y delgada como mis amigas.

Sin poder evitarlo, saqué un kleenex de mi bolsa y me sequé las lágrimas. Ahora estaba sola en la terraza con mi libro. Volví los ojos a la lectura y lo primero que leí me despertó del trance en el que estaba: "Cómo apoyar a alguien que está cambiando sus hábitos alimenticios". De pronto, llegó la calma a mi corazón con un profundo suspiro y pensé: "Así fue, pero ésta soy yo ahora, reconociendo cada parte de la historia, a veces dolorosa y otras muchas más llenas de felicidad. Ésta soy yo ahora, queriéndome y reconociendo el camino amoroso que tengo por delante. Ésta soy yo ahora, con varios kilos menos y mucho aprendizaje".

¿Qué pasaría si no tuvieras que lidiar con el peso y la dieta? ¿Qué pasaría si dejaras de mirar tu relación emocional con la comida como falta de voluntad, como una enfermedad o un desorden alimenticio?

Sin importar la talla de tu cuerpo o la forma en que has actuado frente a la comida, hoy tienes la posibilidad de entender que fue la mejor herramienta que encontraste para enfrentar tu vida y que lo has hecho lo mejor posible, pero sin el juicio de que podías haberlo hecho mejor, sin el deseo imposible de cambiar el pasado, simplemente aceptando que "así fue".

Se trata de aceptar tu historia, aunque eso no implica que te guste. Hablamos de dos verbos diferentes y que no necesariamente tienen que estar en consonancia. No se puede cambiar el pasado, pero sí puedes decidir cómo quieres vivir un futuro próximo de ahora en adelante.

Se trata de ver tu relación con la comida y con tus emociones, pero desde la comprensión y compasión, pues así tendrás un mundo de posibilidades para cuidar de ti. Si aprendes a indagar dentro de ti, serás capaz de saber quién eres en realidad y te darás confianza y amor.

Cuando empecé a trabajar en reconocer mi relación emocional con la comida, lo hice con cierto escepticismo y miedo a fracasar una vez más, tuve momentos difíciles que me invitaban a tirar la toalla y regresar a lo conocido. Hubo momentos dolorosos, algunos acompañados de mi terapeuta y otros mientras me formaba como psicoterapeuta Gestalt. Comprendí que hay partes de mi personalidad que se formaron en el camino, algunas me dieron la oportunidad de modificarlas para ser una mejor persona conmigo, como el exceso de control, el aprender a pedir y a expresar mis sentimientos y varias más de las que ya he platicado.

Asimismo, logré integrar esas partes que no me gustan, pero que son parte de mi temperamento o carácter, y que de alguna forma me han apoyado para ser esta persona que soy y que me gusta. Asimilé que algunas me hacen pertenecer a mi familia y que con otras, ¡con las que simplemente dejé de pelear!, abandoné la idea de que yo *debería ser diferente*. Mientras seguía conociéndome y utilizando como herramienta mi forma de comer, poco a poco se transformaron y dejaron de ser un estorbo para sencillamente ser una parte más de mí.

Entendí que hay partes de mi cuerpo que me gustan mucho: mi cabello, mis ojos, mis pies, mis manos, mi boca, y entre más me miraba en el espejo, más partes me gustaban, incluso descubrí lunares que no sabía que tenía. Acepté que también hay cosas que no me gustaban: mis dientes chuecos, por lo que fui al ortodontista; mi panza, pero pude mirarla con otros ojos, pues ahí habían crecido dos hermosos bebés y de eso estoy profundamente agradecida con Dios; mi pantorrilla que, aunque delgada, me permitió correr, saltar, bailar, cargar a mis hijos y mucho más; mis brazos gordos que no eran los que estéticamente se veían más bonitos, pero que me permitieron abrazar a mi padres, a mis hijos y a mi marido, y gracias a ellos he podido comer (ja, ja, ja). Y así podría seguir la lista... Lo más importante es que los acepté y aprendí a verlos con amor y gratitud; poco a poco, muy despacio, empezaron a gustarme algunas y otras siguen sin gustarme, pero son mías. Ésta soy yo ahora.

Para entablar una sana relación con el espejo, tuve que aprender a verme con mis propios ojos, sin los lentes de

mi mamá, los de mis amigas, los de la sociedad, únicamente los míos. Para lograrlo, además de soltar la idea de
querer *ser quien no soy*, aprendí a callar las voces en mi
cabeza, ésas que en lugar de alentarme me recordaban lo
imperfecta que era. Dejé que el amor empezara a hablar:
si fuera otra persona la que tengo enfrente, alguien a quien
quiero mucho y que sé que necesita amor y aceptación,
¿cómo le hablaría?, ¿qué le diría?, ¿qué reconocimiento le
puedo mencionar sobre su cuerpo?

Hagamos un ejercicio

1. Todos los días, por cinco o diez minutos, párate
   frente al espejo de cuerpo completo; si puedes
   hacerlo sin ropa, ¡quítatela! Si no, respeta tu ritmo y hazlo poco a poco, hoy vestida, otro día con
   la blusa desabrochada o sin pantalón. No importa cuánto tiempo tardes en verte completamente
   desnuda.
2. Empieza por notar esas partes que te gustan,
   hazlo con paciencia.
3. Nómbralas en voz alta y explica por qué te gustan,
   para qué te han servido y de qué puedes darles
   las gracias. Mientras lo haces, no tomes en cuenta
   las voces que no son tuyas, no te pongas los lentes de otra persona, sólo escúchate a ti.
4. Si tu mirada y atención se van a esa parte que no
   te gusta, tócala, acaríciala. Pese a los reproches
   y a la crítica hasta hoy no te has liberado de ella.

Deja que el amor hable: ¿qué te pediría?, ¿qué le dirías? Recuerda que *Ella, la del espejo, eres tú ahora.*

5. Cuando termine tu tiempo, vuelve a tu libreta y anota todo lo que dijiste en voz alta. Deja las críticas, únicamente escribe lo que te dijo el amor.

Recuerda que
Ella, la del espejo, eres tú ahora.

LIBERANDO MI CLÓSET PARA HACERLO MÍO

Sacar lo viejo significa liberar el espacio para dar
cabida a lo nuevo... en el corazón y en el clóset.

MARISOL SANTILLÁN

Necesitamos sentirnos bien para poder cambiar, cuando nos sentimos cómodas con nosotras mismas, estamos dispuestas a visitar nuevos lugares o a conocer a otras personas, incluso, nos atrevemos a experimentar cosas nuevas. Sin embargo, cuando nos sentimos rechazadas, es más probable que no estemos dispuestas a la novedad o a salir de casa o del trabajo. Cuando nos sentimos apreciadas o reconocidas en algún lugar, tenemos la energía y las ganas suficientes para pasarla bien, para hacer nuestro trabajo y hasta nos atrevemos a dar opiniones sobre los proyectos de otros. El trabajo en casa o en oficina, los paseos y los encuentros con otras personas se vuelven divertidos y los espacios se tornan fáciles de vivir y de habitarlos.

Ahora me vienen a la mente las palabras de Lety: "¿Cómo puedo sentirme bien con este cuerpo? No me gusta, no me gusta cómo se me ve la ropa, ya no me quedan mis jeans, no me siento cómoda". Al igual que Lety, muchas pasamos por lo mismo, medimos la felicidad con base en poder vestir esto o aquello, en regresar a la talla pasada, y nos llenamos de terror al imaginar que seremos la talla más grande que está colgada en el clóset. Lo incongruente es que no deseamos volver a entrar en el enorme pantalón... pero sigue en el gancho y dentro de nuestra habitación, como si estuviera esperando salir.

Mientras otras personas tiran y sacan de su guardarropa aquello que ya no les queda o no les gusta, los que somos comedores emocionales y que hemos enfrentado la dolorosa lucha con la talla tenemos cierto apego con aquello que nos recuerda quiénes fuimos y quiénes queremos llegar a ser. Nos repetimos "¿Y si vuelvo a engordar?" o "Tal vez algún día vuelva a entrar en esa ropa".

Aunque mi clóset estuvo repleto por muchos años, yo siempre me repetía las mismas frases: "nada me queda", "se me ve horrible", "se nota la lonja". Tenía una variedad de tallas impresionante. Cuando tomaba las pastillas para bajar de peso, usaba la talla chica, ésa que me hacía sentir como reina y que hoy me lleva a preguntarme cómo entraba en eso tan pequeño. También estaban las tallas de cuando me sentía aceptable, gorda y ¡marrana! Pero esta última era el recordatorio de lo que no podía permitirme, era una advertencia cada vez que la veía. Por supuesto que ya no cabía nada, porque además guardaba la ropa que ya estaba pasada de moda y que, aunque me quedara, no me la ponía porque se veía vieja. "Gorda y vistiendo feo, ¡no, por favor!". Pero aun así me rehusaba a sacarla. ¿Qué tal que algún día la necesitaba?

De la terapia de grupo recuerdo el caso de Ara, quien había bajado mucho de peso. Sin embargo, había días que, por la forma en que vestía, no se podía apreciar el cambio, la ropa se le veía notablemente grande. Y había otros días que la ropa le quedaba perfecta, porque le ajustaba al cuerpo que tenía en ese momento. Incluso se le percibía cómoda con ella, pues no tenía que estarse acomodando el escote ni ajustando el resorte de la falda o subiéndose la manga. Como era de esperarse, se sentía a gusto consigo misma y esto se reflejaba en sus intervenciones y en su comportamiento con el grupo. Cuando lo platicamos con ella y todas le expresamos lo bien que se veía en su talla actual, la cara le cambió, por un momento dudó, pero finalmente sonrió y aceptó que era buena idea *liberar su clóset* de todo aquello que ya no le quedaba. Ara no esperaba regresar al peso anterior, simplemente no se había dado cuenta de la diferencia que hacía la ropa en ella. Aunque sabía que necesitaba ropa, no tenía el presupuesto para comprar un guardarropa nuevo; sin embargo, decidió darse la oportunidad de que el dinero no limitara el verse linda, aunque repitiera constantemente las mismas prendas.

La aceptación no implica autoengaño, recuerda que aceptar no lleva implícito que debe gustarte; aceptar significa dejar de criticarte, de evaluarte o castigarte por el cuerpo que pertenece a tu hoy. Abrir el clóset cada día y encontrar ropa que no te queda es una experiencia que revive el dolor de la carencia y que lleva a la autocrítica. Puede resultar difícil abandonar la ropa talla chica porque parecería que es abandonar la esperanza, y la ropa grande porque supone tener confianza en nosotras mismas. De nada sirve tener un clóset repleto de "nada que ponerme".

Da un paso más hacia el bienestar; y así como tiraste la báscula por la ventana, ahora saca de tu clóset aquella ropa que no pertenece a tu hoy, ésa que no te sirve; deja únicamente la que te queda, con la que te sientes cómoda.

Ésa que no te comprime la cintura, las blusas que no se te abren cuando te sientas, saca la que te hace sentir incómoda; ya no tiene por qué ocupar espacio en tu corazón ni en tu habitación. Puedes llevarla a una casa hogar, donarla a las personas que viven en la calle o, si de verdad no puedes deshacerte de ella, empácala y métela en una bodega.

Al hacer la limpieza, no te fijes en la talla, no hay manera de que los otros o el mismo espejo la vean, pero tu incomodidad al sentarte o al caminar, ésa *sí la vivirás*. Cuando no nos sentimos cómodas con nosotras, nuestra cara y estado de ánimo lo manifiestan. Una vez que has definido cuál es la ropa que te sirve, es momento comprobar si es la adecuada. ¿Te gusta? ¿Es la prenda con la que tu cuerpo se siente cómodo para moverse? ¿Te gusta la tela? ¿El color le da luz y vida a tu cara? Vuélvela a descartar, no importa que te quedes con mucho menos que la estaba antes colgada, que sólo ocupaba espacio y te sentenciaba el estado de ánimo del día.

Si ya terminaste con la ropa, ahora revisa todo tu clóset y saca esas cosas que no son tuyas, lo que les pertenece a tus hijos, a tu mamá, a tu hermana. Esas cosas que guardas por si algún día se ofrece, aunque lleven años empolvándose y ocupando un espacio que podría servir para dar entrada a lo nuevo. Cuando limpias tus cajones, al mismo tiempo estás vaciando algo dentro de ti, soltando ideas, creencias y apegos que no apoyan tu bienestar. Lo que decidas guardar, acomódalo en tu clóset para que te ayude a organizar tu vida, tus emociones y las ganas de vivir.

Cómprate ropa nueva

Busca una talla que te sea cómoda, más allá de querer disimular comprando una más chica. Elige que te quede bien ahora. Usa colores, estampados y telas nuevas, que te den brillo y que te gusten. Dedica un tiempo a ver revistas; encuentra los atuendos que quieres probar, las tendencias de acuerdo con tus actividades y gustos, olvida si es ropa para flacas o gordas, hoy buscas ropa acorde al cuerpo con el que caminas, trabajas, duermes y vives el día a día.

No quieras tener un clóset lleno de un día para otro, poco a poco lo disfrutarás más, no dejes que la tendencia compulsiva te vuelva a meter el pie. ¿Cuántos años tardaste en llenar tu armario anterior? Recuerda que estás modificándote y que quizá quieras experimentar varios estilos, aprende a disfrutar de la paciencia.

EL HORROR DEL PROBADOR

Una salida de compras puede ser aburrida para muchas personas, pero para los que hemos tenido una relación amor-odio con el cuerpo y la talla puede ser un momento desagradable o lleno de temor.

Viviana pasó por una cirugía para bajar de peso, con el paso de los meses perdió alrededor de 45 kilos y la ropa se le veía claramente grande. Ella, sin notarlo, usaba una mínima parte de su guardarropa, hasta que su familia la convenció de salir a comprar ropa nueva. Viviana sentía que el corazón se le salía de lo fuerte y agitado que latía; no se imaginaba comprando ropa en México, pues desde los trece años la compraba en Estados Unidos, donde sí había marcas y tiendas para tallas extra. Cuando bajó del coche, rompió en llanto, el miedo no le permitía caminar y la presión de su familia no la dejaba pensar claramente. "Vamos, ya es justo que veas tu nueva talla". "Anímate, será divertido".

Viviana tenía miedo de no ser aún una talla aceptable, o bien, que la ropa en tiendas para mujeres "normales" no le quedara, y entonces se sentiría sumamente decepcionada. Llegó a la tienda y empezó por las tallas grandes, su hermana le pasaba tallas más chicas, pero ella volvió a llorar dentro del vestidor, alegando que la luz era horrible, que nada se le veía bien, que la ropa chica le apretaba, y sin medírsela salió del vestidor.

Caminaron un rato por el centro comercial y decidieron regresar otro día. Al día siguiente, Viviana se levantó temprano y salió de compras sola. Empezó por la ropa interior, ya que los calzones se le arrugaban dentro de la ropa y el sostén ya no les hacía justicia a sus pechos. Se sintió aliviada de que nadie pudiera ser testigo de las tallas. Se atrevió a entrar a diferentes tiendas, aunque primero revisaba los vestidores para asegurarse de que tuvieran buena luz y fueran amplios, en caso contrario, se salía sin ver ninguna prenda. Por fin encontró el vestidor adecuado, entonces, le pidió a una vendedora que, sin decirle la talla, tomara las prendas que creía le quedarían a su cuerpo. Entró con un nudo en la garganta, con mucho esfuerzo no vio la talla de las blusas, los pantalones, sacos o faldas. Y, de pronto, magia. Viviana encontró ropa en tiendas de talla común, se sentía cómoda y se dispuso a pagar. Una vez que pagó, le pidió a la señorita que cortara la etiqueta donde venía la talla. Salió satisfecha y orgullosa de sí misma, cargando bolsas de ropa que en esta ocasión sí era para ella.

Empezar a sentirnos cómodas con nosotras mismas puede ser una tarea difícil, pero con algunos trucos nos podemos acercar más rápido. Hay que eliminar esos detalles que nos roban el bienestar y que parecieran no ser obvios. Si buscas dentro de ti, en tus pensamientos más ilógicos, en tus sentimientos más íntimos, seguro podrás ver lo que necesitas sacar de tu vida para estar tranquila contigo, ya sea la luz del vestidor, el pan de dulce en la cama, el cinturón apretado, la compañía para comprar ropa o los juicios en la cabeza.

REGRESANDO A LA CONFIANZA

Comenzar una amistad con nosotras mismas es como iniciar cualquier otra relación, que con el tiempo se vuelve valiosa. Hay que conocerse, descubrirse mutuamente, jugar juntos, reír, escuchar por largos ratos, hablar por momentos, en fin, disfrutar en mutua compañía. En las relaciones de pareja, es mirarse por largos ratos, caminar tomados de la mano y hacer el amor llenos de alegría. Empezar a reconocernos no podría ser diferente, para poder confiar en nosotras es necesario pasar tiempo escuchándonos y mirándonos, tocando cada emoción, descubriendo nuestras necesidades más íntimas, no ignorarnos ni dar por hecho que nos conocemos.

Se trata de hacer de nosotras el mejor espacio donde queremos estar, para no recurrir a la comida. Cuando les digo esto a mis pacientes o participantes de mis talleres, se les ilumina la cara al pensar que por fin podrán hacer *lo que les dé la gana*, sin reglas o regaños. Pero es muy importante aprender que a todo acto le sigue una consecuencia y que de eso somos responsables.

Dejar que el amor te guíe no quiere decir que caigas en conductas permisivas, aunque esas conductas te tengan leyendo este libro:

* Hacer lo que es perjudicial para ti.
* Comer lo que te hace daño.
* Comer cantidades que te hacen sentir mal.
* No poner límites claros y reales a ti y a otros.
* Perderte en fantasías en lugar de actuar.
* No pedir ayuda cuando la necesitas.
* No ver ni asumir las consecuencias de tus actos.
* Juzgarte.

En suma, no se trata de seguir haciendo lo mismo y esperar resultados diferentes. Cuando te permites que sea el amor el que guíe tus pensamientos y acciones, se vuelven *conductas amables*, que te llevan a sentirte bien contigo porque sabes que actuaste a tu favor. Son estas acciones las que te hacen sentirte orgullosa de ti y te dan la seguridad de que vas por buen camino para ser la mejor versión de ti:

* Escuchar tus necesidades y ocuparte de satisfacerlas de la mejor manera posible.
* Poner límites claros a ti y a otros.
* Defenderte cuando sea necesario, esto te incluye a ti.
* No hacer aquello que sabes que te dejará con mal sabor de boca.
* Atender tu cuerpo y tus emociones con la misma puntualidad.
* Tener claras las consecuencias de los pensamientos y las acciones.

Y la lista podría seguir si le sumas todos los puntos que he mencionado en este libro para sanar tu relación con la comida, más los puntos que seguramente tú quieres agregar. Anótalos en tu libreta.

Las conductas amorosas incluyen actuar a tu favor, aprender que eres capaz de cuidar de ti y saber que no te abandonarás cuando las cosas se pongan difíciles, ya que dentro de ti hay un adulto capaz de guiarte con firmeza y calidez según se requiera.

¿Cómo reconocer si estoy siendo amorosa o permisiva?

Se trata de volvernos curiosas de nosotras. ¿Te acuerdas de aquella lectura de tu infancia? Ésa en la que no te querías quedar dormida porque sentías curiosidad por saber qué iba a pasar. ¿O aquel regalo que no podías esperar para abrirlo? ¿O cuando tu curiosidad te hacía pensar que podía ocurrir cualquier cosa? Sin embargo, en algún lugar del camino decidimos que teníamos todas las respuestas y que ya nada nos podía sorprender.

Tenemos muy buenas razones para comer como comemos, para hacer lo que hacemos, para creer lo que creemos, pero ahora se trata de ser curiosas e investigar: ¿Por qué seguimos actuando así? ¿Estas respuestas pertenecen a mi vida actual, a mi hoy? ¿Cómo me siento conmigo cuando lo hago?

Recuerda que "Lo que hagas, comas o pienses te va a decir cómo te sentirás más tarde", y entonces la respuesta se vuelve simple...

Encuentra las formas que te lleven a estar bien contigo, busca *bienestar*.

Hagamos un ejercicio

1. Haz una lista de actividades que te ayuden a estar bien contigo y a actuar a tu favor. No lo pienses mucho, a veces son cosas tan simples como ordenar esos papeles que llevan días en tu escritorio, quitarte el cinturón, comprarte una flor. Algunas otras pueden ser más arriesgadas como platicar con alguien, tomar terapia, ir a la playa, asistir a una clase de baile, pintar un cuadro o tu cuarto. En fin, encuentra otras formas que no tengan que ver con comida.

2. Una vez que tengas la lista, no la guardes, mejor empieza a cumplir cada una de las actividades cuando te sientas con hambre emocional.

LA COMIDA, MI CUERPO Y EL SEXO

Nos quitamos las curvas, ésas que desde
lejos denotan un cuerpo de mujer para
después llenarnos de bolas aceptablemente
estéticas en el quirófano.

Marisol Santillán

La mayoría de las participantes de mis talleres sobre la relación emocional con la comida llega por la necesidad de ser delgadas. Entre sus creencias está que ser delgada significa ser atractiva, sexi y coqueta. Algunas veces tienen el deseo de que les chiflen en la calle o les digan piropos, aunque éstos sean vulgares; otras veces no desean sentirse abordadas por hombres indeseables y les aterra el peligro de ser tocadas. También hay quienes están cansadas de ser vistas únicamente porque tienen un cuerpo atractivo y sienten que no son valoradas por su inteligencia y sus éxitos. Sin embargo, la mayoría tienen ligado el deseo y placer sexual con el atractivo de un cuerpo delgado.

Para las mujeres que hemos batallado con el cuerpo y encontramos en la comida una fuente de placer es natural que, en lugar de tener un encuentro sexual placentero, nos llenemos de orgasmos a través de un delicioso momento con el bote de helado o unos maravillosos tacos al pastor. Cualquier cosa que llene la boca de placer es mejor que el miedo a ser rechazada por gorda o ser tocada en esas partes que dan vergüenza, sean los muslos, las nalgas, la panza o los grandes senos. Nuevamente, nos negamos la posibilidad de sentirnos plenamente satisfechas y amadas por quienes somos y por cómo estamos en este momento. Además, no hacemos conciencia de que el primer rechazo nos lo estamos dando nosotras mismas.

En una sociedad como la nuestra, hemos aprendido que el placer sexual está permitido para los hombres, mientras que a las mujeres nos enseñaron a esconderlo. Me da gusto que en las generaciones nuevas esto está cambiando; ahora como padres nos toca dar una buena educación sexual. Me vienen a la mente los siguientes casos: cuando los pechos de Geo empezaron a crecer, su mamá la obligaba a usar doble camiseta para que no se le notaran y de ser posible no debía quitarse el suéter; la recuerdo jugando en el patio de la escuela sudando y muerta de calor, pero siempre con suéter. Rosalba platicaba, en unos de mis talleres, que cuando su cuerpo empezó a tener formas y curvas, sus hermanos se burlaban de sus "pelos en las piernas" y sus papás no la dejaban rasurarlos, pues no era correcto, ya que "las niñas decentes no enseñaban las piernas". Barbara nos platicó que su mamá siempre le sacaba las manos de la pijama y de las cobijas al dormir, y que el día que la descubrió tocando su cuerpo en la regadera, la sacó a gritos diciéndole que eso era sucio. Gertrudis creció con el cine de la Época de Oro, donde daban a entender el acto sexual apagando la luz y el hombre besando a la mujer; ella asumió que eso era todo, el hombre hacía todo el trabajo y ella únicamente lo consentía con la luz apagada.

Así crecimos, confundiendo la sexualidad femenina con el acto sexual y pensando que exclusivamente los cuerpos que promueven los medios de comunicación son los aceptados para vivir una feminidad en todo su esplendor. Antes de poder vivir una vida plena que involucrara nuestra sexualidad, ya estábamos avergonzadas. Hemos pasado años tratando de quitarnos las curvas, ésas que desde lejos denotan un cuerpo de mujer, para después llenarnos de bolas aceptablemente estéticas en el quirófano; y muchas veces ni este acto produce o engendra la verdadera confianza en nosotras. Nos acostumbramos a desconfiar porque no podemos confiar en nuestro cuerpo más allá del peso, y mientras no reaprendamos a disfrutar de las sensaciones corporales, mientras nuestro cuerpo no nos guste y no nos sintamos dignas de placer y amor, no podremos reconocerlo y confiar en tomarlo cuando se presente.

Leo fue una niña muy esperada por su mamá, quien ya tenía tres hijos varones. Quería una niña para peinarla de colitas y ponerle vestidos ampones. Cuando Leo cumplió cuatro años, su padre, quien era un hombre fuerte y autoritario, la metió a jugar béisbol con sus hermanos y los vestidos cambiaron por pantalones y rodilleras. Años más tarde, acostumbrada a estar la mayor parte del tiempo con hombres, decidió, junto con su padre, cortarse el cabello y adiós colitas y moños. Poco a poco, la muñeca de mamá se fue. Leo no recuerda la última vez que usó vestido, zapatos de tacón o lencería de encaje, sigue con el cabello corto y unos pequeños aretes. Vino a terapia porque quiere tener novio y sentirse protegida por un hombre, desea dejarse cuidar en lugar de ser ella la fuerte que toma el control. Aprendió a negar su feminidad para ser parte de un equipo y tener el reconocimiento de su papá; aprendió que los vestidos y las uñas largas estorban, que la ropa interior debe ser de algodón y muy cómoda. Paulatinamente, fuimos trabajando esas ideas que le impedían contonearse con falda y tacones, pero sobre todo a que reconociera que la sexualidad involucra todo aquello que la hace ser mujer, como la posibilidad y la elección de dar vida a otro ser, el cuerpo de guitarra, la ropa sexi, ropa cómoda pero también de encaje, el éxito profesional, nutrir una familia, tomar de la mano a su pareja, dejarse cuidar pero también cuidar, conmoverse con una película, tener un ciclo menstrual, saber poner límites, ser coqueta y dejarse coquetear, y hasta reír a carcajadas sin dejar de ser su propio sostén. La última vez que nos vimos tenía el cabello largo, traía tacones lindos y pasó por ella un pretendiente.

Como mujeres adultas tenemos opciones de las que no disponíamos en la niñez. No tenemos por qué seguir vestidas de "no". Ahora podemos defender lo que necesitamos y protegernos. Podemos decir "no" cuando así lo decidimos, pues tenemos la capacidad de distinguir entre un hombre que nos mira con ojos de aparato sexual de los que son respetuosos y honestos. Tenemos razones para sanar nuestras ideas gordas, reconstruir nuestra feminidad y aceptar vivir nuestra sexualidad libremente. Esto también es parte de darnos bienestar.

Le pedí a una gran amiga, Vicenta Hernández Haddad, psicóloga y especialista en sexualidad y a quien le agradezco infinitamente, que me apoyara respondiendo estas preguntas. Cabe aclarar que fue mi maestra cuando estudié

Desarrollo Humano y profesora de mis hijos, además, tuve el gusto de colaborar con ella llevando sus cursos de educación sexual a otras familias y escuelas.

1. ¿Cómo afecta el sobrepeso en la sexualidad de las mujeres?

Quiero iniciar con la definición de salud sexual que promueve la Organización Mundial de la Salud (OMS): estado de bienestar físico, mental y social en relación con la sexualidad, que requiere un enfoque positivo y respetuoso de la sexualidad y de las relaciones sexuales, y la posibilidad de tener experiencias sexuales placenteras y seguras, libres de toda coacción, discriminación y violencia.

Sabemos que en hombres y mujeres el sobrepeso tiene un impacto en la salud física. Éste provoca una considerable disminución de los niveles de la hormona llamada testosterona, que es la encargada de regular, entre otras cosas, la libido o el apetito sexual. Al bajar la libido, disminuye el deseo sexual, indispensable para sentir el ánimo de iniciar un encuentro. Aunado al sobrepeso, viene el sedentarismo; en el caso específico de las mujeres, al fallar la circulación sanguínea, se ve limitado el flujo necesario en el torrente para llegar al clítoris. Durante la fase de excitación, mucha de la sangre se concentra en la vulva, incluyendo el clítoris, lo que genera sensaciones de mayor placer. Por ello, es fundamental considerar que, a mayor consumo de alimentos, sobre todo de carbohidratos, la energía física y sexual se ve limitada porque la digestión utiliza mucha sangre. Quizá nos quede más claro si pensamos en la reacción del pene durante el deseo y la excitación sexual. Al inicio, está flácido y, poco a poco, observamos cómo se va alargando porque las venas que lo conforman se llenan de sangre. En el caso de la vulva, los labios se hacen más gruesos durante esta experiencia. Cuando no hay deseo sexual, resulta mucho más difícil que una persona tome la iniciativa o que participe del acto. No es raro escuchar a mujeres en consulta que lo hacen "por cumplir".

Un dato importante en las investigaciones son las dificultades y enfermedades que se presentan en las mujeres con obesidad para quedar embarazadas. Actualmente prevalece, en la mayoría de las mujeres, el concepto de "mujer completa" como aquella que "se realiza como madre". Una mujer que tenga presente este concepto sentirá impactada su sexualidad. Todos deberíamos aprender desde niños que ser una mujer o un hombre "completos" va mucho más allá de la experiencia de la reproducción. En terapia sexual, es frecuente escuchar que el miedo al embarazo o la falta de un embarazo deseado lleva a las parejas a dejar de tener relaciones sexuales. Por ello, es importante resignificar la sexualidad y reeducarnos para vivirla de manera integral y sin prejuicios, sino en plenitud.

De acuerdo con la OMS, la sexualidad humana se define como "Un aspecto central del ser humano, presente a lo largo de su vida. Abarca al sexo, las identidades y los papeles de género, el erotismo, el placer, la intimidad, la reproducción y la orientación sexual. Se vivencia y se expresa a través de pensamientos, fantasías, deseos, creencias, actitudes, valores, conductas, prácticas, papeles y relaciones interpersonales. La sexualidad puede incluir todas estas dimensiones, no obstante, no todas ellas se vivencian o se expresan siempre. La sexualidad está influida por la interacción de factores biológicos, psicológicos, sociales, económicos, políticos, culturales, éticos, legales, históricos, religiosos y espirituales".

2. En tu experiencia como psicoterapeuta, ¿la idea del cuerpo perfecto limita la vida sexual?

Tomando en cuenta que la sexualidad abarca tantas áreas del ser humano, encontramos que los significados aprendidos de cómo debe de ser una mujer de acuerdo con los estereotipos sociales, distorsionan e impactan en la autoestima y limitan no sólo la vida sexual como encuentro con la pareja, sino la capacidad de tener fantasías y llevarlas a la práctica. Simplemente veamos desde los mensajes publicitarios hasta las películas eróticas o pornográficas, siempre muestran mujeres muy jóvenes y delgadas, incluso operadas. Todas aparecen dispuestas de manera espontánea. En una mujer obesa (con baja energía sexual) o que sin ser obesa se percibe con un cuerpo imperfecto, la espontaneidad se ve aplastada por no cumplir con "lo que una pareja desea". He presenciado en consulta, parejas donde la mujer rechaza las caricias en las piernas, pechos, nalgas, argumentando que tiene estrías, mucha grasa o flacidez, lo que contrasta con la retroalimentación de su pareja, quien les dice "yo ni me fijo en esas cosas, yo deseo a mi mujer, yo disfruto su cuerpo". Es toda una confrontación descubrir que el cuerpo "monstruoso" en el que una mujer puede vivirse, sólo existe en su falsa percepción y autoaceptación. He conocido mujeres que aun cubriendo "los requisitos del físico perfecto", se autocastigan, sin importar que sean delgadas y atractivas. En contraste, he encontrado muchas mujeres que, pese al sobrepeso, se perciben atractivas, incluso lo consideran parte de su encanto. ¿Qué concluyo en este punto? Que más allá de un cuerpo perfecto, lo importante es el aprecio y respeto que una mujer tenga de sí misma. Y que todas aquellas mujeres que tenemos sobrepeso debemos entender que es un esfuerzo diario cuidar nuestra alimentación, para evitar que se impacte la salud física o se deteriore nuestra vida sexual.

3. ¿Cómo puede afectar la vida en pareja el tener sobrepeso?

Para aquellas mujeres que viven un sobrepeso que les afecta físicamente o que emocionalmente las impacta, la tendencia es postergar las relaciones sexuales, incluso llegan a suspenderlas por tiempo indefinido. Una pareja que deja de tener encuentros eróticos es una pareja que puede seguir una buena alianza como padres, proveedores, educadores de sus hijos, pero dejando de ser pareja. Afortunadamente, alguno de los dos demandará la intimidad y podrán encontrar una solución, o bien, buscarán a otra persona.

No quiero dejar de comentar un aspecto que ha llamado mucho mi atención al trabajar con parejas: la falta de higiene íntima. Algunas parejas que han dejado de tener relaciones sexuales manifiestan su disgusto o incomodidad acerca de que su pareja no cuide su higiene corporal, sobre todo, la bucal o genital. En el caso de algunas personas con sobrepeso u obesidad, puede dificultarse la higiene en determinadas áreas del cuerpo. Si además del bajo deseo sexual y la dificultad física para el encuentro íntimo, sumamos la falta de higiene, tendríamos que cuestionarnos si no estamos utilizando esta serie de elementos para evitar la intimidad en pareja.

4. ¿Qué recomendaciones nos puedes dar para vivir un mejor encuentro con la pareja?

Vivir y convivir con la misma pareja por años tiene, sin duda, grandes satisfacciones, pero también enormes desencuentros por resolver juntos. Uno ocurre cuando espaciamos o dejamos de tener intimidad sexual. En mi experiencia, existen muchos elementos que contribuyen a deteriorar la vida erótica. El deseo y la excitación sexual se alimentan de besos, miradas, caricias, atenciones, comprensión, pero con enojo todo esto se pierde y sucede un distanciamiento sexual. Sugiero revisar los siguientes errores que podemos estar cometiendo:

a) *Ignorar las necesidades de convivencia diaria del otro.* Una queja constante en uno o ambos es la falta de consideración por las labores domésticas, los gastos económicos, el cuidado de los hijos, los horarios de trabajo. Las parejas que llevan mejor relación emocional y erótica son aquellas que se sienten apoyadas y no abusadas.

b) *Dejar de comunicar las necesidades y expectativas.* El momento frágil de la relación sucede cuando "mi pareja y yo no tenemos ni un sí ni un no, sino únicamente qué te importa". Un sabio maestro decía que cuando una pareja discute, hay mucho por hacer en una relación; que el peligro está cuando ya no nos interesa llegar a un acuerdo. En este punto, difícilmente hay acercamiento erótico.

c) *Olvidar los besos en la boca y en el resto del cuerpo.* Si recordamos cómo eran aquellos besos al inicio de nuestra relación, seguramente encontraremos un punto en común: eran más profundos y de mayor duración. La rutina diaria, la presencia de los hijos y la presión de los horarios nos llevan a limitar el número de besos y su intensidad, lo que resulta en la falta de erotismo. ¿Cuándo fue la última vez que se dieron un beso apasionado y cargado de erotismo? ¿Qué sentiste? ¿Qué sucedió después?

d) *Callar los deseos y las fantasías sexuales.* ¿Has compartido con tu pareja lo que deseas hacer en la intimidad? Es preferible hablar de tus deseos y fantasías sexuales antes de iniciar la relación sexual, ya que resulta menos amenazante para ambos. Recuerda que hay formas de preguntar y que hay algunas que no debiéramos utilizar nunca, menos en la cama: ¿Por qué nunca se te ha ocurrido acariciarme de tal forma? ¿O en tal parte? ¿No te sabes otra posición?

e) *Buscar el orgasmo simultáneo.* Frecuentemente se escucha en terapia de pareja que, aun teniendo una vida sexual satisfactoria, se exijan y castiguen por no haber alcanzado el orgasmo simultáneo —como si esta experiencia fuera garantía de mayor plenitud—. La mayoría de las veces la pareja no llega al orgasmo al mismo tiempo.

f) *Tener el mismo ritual en cada encuentro sexual.* Sugiero el siguiente ejercicio: cada uno diga o escriba cómo, dónde y qué le gustaría hacer durante el acto sexual. Platíquenlo tomando un café, cenando, viendo libros de sexualidad en pareja. Con asertividad, expresen qué quieren y qué no están dispuestos a hacer. Alguno puede argumentar "no tengo ganas", pero a muchas personas les cuesta trabajo "arrancar", sin embargo, después de los primeros minutos empieza a despertar su deseo y excitación sexual. Decídete a tomar la iniciativa y verás cómo fluye de manera más natural la energía.

g) *Dejar de fortalecer el afecto, la admiración mutua y el deseo sexual.* Una persona a la que su propio mundo le satisface, puede enriquecer su mundo de pareja porque no está buscando ser alguien a través de su relación, ya que tiene la capacidad de compartir y recibir sin depender. Recordemos que no existe, afortunadamente, la media naranja.

A manera de conclusión, te invito a revisar qué vivencias en tu relación de pareja pueden estar provocando que tu capacidad erótica se vea limitada. Recuerda que ser pareja es una de las tareas más complejas de la experiencia humana, porque implica comprender nuestras diferencias, tratarnos con respeto y desarrollar la asertividad para hablar sin destruir.

CAPÍTULO 8

~~~~~~~~~~

NUTRE EL BIENESTAR DE TU VIDA

SER TESTIGO DE TI MISMA

La libertad implica ser responsable. Una persona que
es responsable de sí misma se enfoca en el bienestar
y así tiene menos posibilidades de equivocarse.
La libertad implica reflexión.

Yolanda Santillán

Vivimos en una sociedad donde se nos enseña a preparar-
nos continuamente para el futuro: estudiar para ser alguien en la vida, trabajar para ganar dinero y lograr cierta
independencia antes de casarnos. Te enseñan cómo debe
ser una relación de novios, para luego pensar en la boda
y, al poco tiempo, te preguntan cuándo llegarán los hijos.
A los pocos meses de vida del primero, para cuándo la pa-
rejita. Es como estar viviendo para una vida que no ha llegado. Muchas veces olvidamos que la vida está hecha de
momentos y de los sentimientos que éstos generan en el
presente, olvidando la importancia de disfrutarlos y asimi-
larlos. Los que tenemos una mala relación con la comida y
el peso nos pasamos la vida imaginando los momentos sa-
tisfactorios que llegarán cuando logremos el peso deseado y seamos delgados; pensaremos que la privación habrá
valido la pena, sin darnos cuenta de que ésta no ha sido
sólo en la comida, sino también en la forma de vivir.
Y cuando logramos estar delgadas, empieza la nueva pre-

ocupación ante el futuro y el pavor de volver a ganar esos kilos que dejamos atrás, centramos nuestra atención nuevamente en el peso y no en el placer de disfrutarnos.

Y así nos podemos pasar la vida, tratando de solucionar un problema interno con acciones externas, que lo único que hacen es seguir alejándonos de nosotras, del autoconocimiento y de nuestras necesidades más íntimas.

¿Te imaginas viviendo en un desierto? Donde no hay nada más que arena, el agua es imposible de adquirir y no existe sombra que mitigue el intenso sol ni techo que te cubra de la helada noche. ¿Puedes imaginarlo? Cuando no eres testigo de ti misma, es como si habitaras en un lugar así de hostil, donde tus necesidades no pueden ser satisfechas, la carencia apremia y no encuentras salida, sólo arena vacía que se escurre entre tus dedos y las ganas de salir corriendo a cada momento.

Aprender a ser testigo de ti misma es encontrar un lugar cálido del que no tienes que huir, es ir amueblando la casa en la que deseas vivir y donde te sientes segura, porque sabes que hay una cama caliente, agua para saciar la sed y luz para ver. Cada característica tuya conforma este hogar, donde tus necesidades son escuchadas y tienes la oportunidad de cubrirlas. Cuando eres testigo de ti misma, aprendes que para ser libre es indispensable prestarte atención y saber que *eres suficiente* para enfrentar una nueva vida.

Darte atención es ver con claridad quién eres, aceptar que eres una persona con debilidades y fortalezas, con cualidades propias y por desarrollar. Igualmente, es aceptar que tienes miedo de reconocer que hay partes de ti que no te gustan, o bien, es aprender a estar incómoda por un rato. Saber que el dolor es pasajero, aunque los recuerdos permanezcan, pero teniendo el aliciente de que haciendo lo que te corresponde saldrás adelante de cualquier adversidad. Por dura que haya sido tu historia, hoy estás aquí, estás leyendo este libro, lo que quiere decir que has podido, que tienes la fortaleza y el impulso de vivir.

Concientizarte de quién eres hará que ya no necesites esas máscaras delante de los otros y menos frente al espejo. No digo que esto se logre en dos días, ni en dos meses, pero no hay tiempo límite ni fecha de caducidad para conocerte. La tendencia compulsiva te puede llevar a querer más y de la forma más rápida posible, sin embargo, tomar este camino no te dará los resultados que esperas, porque el cambio ha sido sólo en apariencia. Para que los resultados sean de larga duración, se requiere de práctica, paciencia y de que inicien dentro de ti.

Cuando estaba estudiando Desarrollo Humano, una de las maestras nos comentó que crecimos con los cuentos de Walt Disney, donde las mujeres se preocupan por ser princesas, cepillar su cabello, estar bonitas para la fiesta de honor y usar un vestido elegante para conocer al príncipe azul. "Se casaron y fueron felices por siempre." No obstante, nunca nos cuentan qué paso después de la gran boda. Los finales siempre son color de rosa, pues todos sonríen y obtienen lo que deseaban, incluso el malo recibe su castigo. Desafortunadamente, la vida no es así, en la realidad sí hay problemas, frustraciones y tristezas, pero también hay amor, retos por cumplir, satisfacciones, momentos de risa y alegría, generosidad, justicia y honestidad. Pero como en los cuentos, queremos que el placer y los momentos felices no terminen y sean un *para siempre*.

Pero ¿cómo podríamos reconocer la alegría si no hemos tocado la tristeza? ¿Cómo saber que tener logros propios nos da satisfacción y empuje si nunca hemos fracasado? La vida es así, nos brinda oportunidades para seguir creciendo, para sentir amor, para esforzarnos, sin embargo, hay que estar atentos para reconocerlas. No hay finales felices porque aquí y ahora sigues viviendo, sigues teniendo oportunidades que te llevarán a crear tu propia historia. Tu vida no ha terminado.

Hagamos un ejercicio

1. Elige un lugar tranquilo, privado y cómodo. Asegúrate de que puedas tener un rato sin distractores como el celular, el timbre o personas entrando y saliendo.
2. Recuéstate sobre un tapete o en una cama. Lleva tu atención a la respiración, no la modifiques, sólo siéntela y, poco a poco, cierra los ojos.
3. Ahora presta atención al resto de tu cuerpo; revisa cómo se siente, si está cómodo o necesita acomodarse.
4. Percátate de que tu mente esté dentro de tu cuerpo; si te distrajiste, regresa a ti.
5. Lleva la atención a tus pies y revisa cómo están. Imagina que cada inhalación llega hasta ellos y que la exhalación sale de ellos. Siente tus pies a través de la respiración. Observa cómo el aire entra por tu nariz, pasa por tus pulmones y pecho, siente cómo cruza lentamente por tu abdomen,

para recorrer tus piernas y, poco a poco, llegar a tus pies.

6. Si no logras sentirlo hasta tus pies, no te juzgues. Revisa si con llevar el aire hasta tu abdomen se siente bien. Debes ir a tu ritmo.

7. Realiza diez inhalaciones más y cambia tu atención a otra parte de tu cuerpo.

8. Continúa así hasta que recorras todo tu cuerpo.

Hacer este pequeño escaneo de tu cuerpo a través de la atención y la respiración sirve para reaprender a estar en ti en el presente. No es un examen que requiera tu evaluación. Vivir en atención no requiere juicios o críticas, únicamente debes notar qué está sucediendo dentro de ti.

Destina más de veinte minutos a la realización del ejercicio y procura llevarlo a cabo al menos tres veces por semana. Recuerda que la práctica y la paciencia requieren tiempo. Este ejercicio te ayudará con la aceptación de tu cuerpo y de lo que sientes.

COME CON ATENCIÓN

Hasta hoy has vivido en el mundo de los extremos: en el fastidio de la restricción o en el empalague de la compulsión. Cuando tenemos conciencia de nosotros, es más fácil salirnos de los extremos. Geneen Roth plantea que la conciencia y la compulsión no pueden coexistir en el mismo momento: *cuando se enciende la luz, la obscuridad termina.*

Imagina que estás en casa y que sin darte cuenta estás frente al refrigerador, abres la puerta y diriges tus ojos a cada rincón sin saber que llevarte a la boca. Si te haces consciente y llevas tu atención a lo que estás haciendo, podrás descubrir que tu mente quiere regañarte: "¿Ya vas a comer otra vez, qué no te has visto la lonja?". Pero si haces una pausa y pones un poco más de atención, a lo mejor lo que surge es: "Me siento ansiosa y con un vacío en el pecho, en realidad, no tengo hambre estomacal"; y si a esa atención le agregas curiosidad, seguramente tendrás pistas para descubrir qué hay atrás de tu hambre emocional y el momento de la compulsión terminará.

El comportamiento compulsivo es automático y no da cabida a la reflexión, es decir, nos entregamos a esta conducta cuando no queremos ser reflexivas y no deseamos ver o escuchar y queremos salirnos de nosotras recurriendo a la comida, al alcohol, a las drogas o a cualquier actividad que nos mantenga en este trance, donde dormir o hacer ejercicio también pueden actuar como distractor. Y "eso" es lo que le da valor a la compulsión: alejarnos de la incomodidad o del sentimiento que creemos va a lastimarnos. Y lo irónico es que nadie puede alejarse de lo que está viviendo sin dejar de verse a sí mismo.

Para terminar con la compulsión del plato de comida, es muy importante que coloques tu atención en ti y en los alimentos que tienes enfrente, no en aquella que no está presente ahora mismo, no en los alimentos prohibidos, no en el pastel, la televisión, el celular, la computadora, el tráfico o el coche frente a ti. Entonces, **¿cómo comer con atención?**

* La señal de hambre estomacal te ayudará a descubrir **cuándo comer**.
* Come en una mesa, sentada en una silla, con un plato y cubiertos. No en el sillón, no en la cama ni en el coche. Te mereces disfrutar y sólo lo harás estando presente, contigo como testigo.
* Elige la comida que te da bienestar, pues te indicará **qué comer**.
* Degusta cada bocado, observa el color y las texturas de los alimentos. Escucha cómo masticas; siente la reacción de tu cuerpo y estómago al estar comiendo. Involúcrate en el acto de comer con tus cinco sentidos.
* Come sin distractores, como el celular, la computadora, la televisión, un libro, etcétera.

* Come despacio para que el cerebro lo registre y llegue la saciedad en aproximadamente veinte minutos. Dejar el cubierto entre bocado y bocado es una gran herramienta.
* Durante el acto de comer es importante revisar tu *hambrómetro* para que descubras la sensación de saciedad y puedas diferenciarla de estar llena como saco de frijoles. De esta manera descubrirás **cuánto comer**.

Hagamos un ejercicio

1. Compra fruta de temporada, mínimo tres opciones diferentes y en cantidad suficiente. Procura elegir las que creas que van a gustarte.
2. Después de un rato, revisa tu hambre y cuando sientas que tu estómago está listo para recibir comida, párate frente al frutero.
3. Empieza por reconocer tu *hambrómetro*, apóyate en los sentidos. Según tu vista, tacto y olfato, ¿cuál se te antoja comer?
4. Tómala y pélala si es necesario. Empieza a comerla despacio, con bocados pequeños, paciéndola por tu boca, saboreándola y escuchando el ruido.
5. Revisa tu *hambrómetro*, ¿quieres seguir comiendo?
6. Si continúas comiéndola, pregúntate:
   a) ¿Es el sabor que te gusta?
   b) ¿La textura te resulta cómoda y disfrutable?
7. En caso de querer parar, simplemente déjala y revisa cómo están tu cuerpo y tu estómago.

8. Cuando hayas terminado, observa si aún tienes hambre, si quieres comer otra fruta o si ya es la hora de sentarte a disfrutar una comida completa.

¡Lo lograste, acabas de comer con atención!

NO PUEDO DETENERME: ¿SUFICIENTE ES IGUAL A SATISFECHO?

En la época de secundaria, mi amiga Eliza y yo pasábamos mucho tiempo juntas; los fines de semana era natural que nos quedáramos a dormir en casa de la otra. Los papás de Eliza pasaban por ella al día siguiente muy temprano, algunas veces ni tiempo nos daba de desayunar juntas. Era horrible despertar para despedirla, y más si la noche anterior nos habíamos desvelado.

Yo no lograba entender por qué sus papás decían que ya era suficiente y que necesitaba pasar tiempo con ellos. Siempre me quedaba con ganas de más tiempo juntas, más risas, más juegos. Cuando yo me quedaba a dormir en su casa, incluso al día siguiente cenaba con ellos, y aun así, quería más. No entendía por qué no me podía quedar hasta el domingo.

Mi mamá solía decirme "Mijita, no tienes llene"; y cuando conocí a los veinte años al hombre que hoy es mi marido, me decía algo parecido: "No tienes llenadera" (ja, ja, ja).

En una de las primeras salidas con mi esposo, fuimos a comer a un restaurante muy lindo. Cuando me invitó, no me importó a dónde iríamos, estaba tan enamorada que en lo único que pensaba era en pasar más tiempo con él. Al ver

la carta me decepcioné, la mayoría de los platillos eran ma-
riscos y no como ese tipo de comida. Encontré un espagueti
con jitomate, y la dieta no me importó, lo pedí sin camaro-
nes. De entrada ordenó un queso fundido y, muy atento, me
preparó un taco que disfruté muchísimo, pero al llegar mi
plato casi me indigesto nada más de verlo, era enorme.

Mientras comíamos, platicábamos y yo no me cansaba
de escucharlo. De pronto, me hizo un comentario que cambió mi vida: "Si ya no quieres, no tienes que acabártelo, si
ya es suficiente, déjalo". ¿Qué cara tendría para que lo haya
dicho? A pesar de la vergüenza, sentí un alivio que no había sentido en años. "Se vale dejar en el plato", pensé. La
palabra suficiente empezó a tener sentido en mi vida.

Algunos de mis pacientes o participantes de los talleres me dicen que cuando practican el *hambrómetro* no saben cuándo parar ni distinguir cuándo el estómago ha
tenido suficiente. Cuando les digo que la respuesta radica
en estar satisfechos, abren aún más los ojos.

La mayor parte del tiempo, los comedores emocionales comemos según nuestra mente: "ya es hora de comer
o de cenar", "ahora sí viene lo bueno, el postre ", "mejor
como ahorita, porque al rato no habrá tiempo". Alimenta-
mos al cuerpo sin consultarlo, pues el momento en que
comemos poco tiene que ver con *para qué comemos*: satisfacer el hambre estomacal, nutrición física u obtener bienestar. Pero estas tres palabras pierden su significado
cuando queremos satisfacernos por la vía incorrecta.

Si empiezas a comer sin hambre estomacal, no hay
nada que satisfacer porque no hay una necesidad sino una
idea en la mente. Queremos encontrar la satisfacción en el

estómago y el resultado será quedar como saco de frijol, lleno y sin moverse, y ésta será la señal que calme la idea con la empezamos a comer.

La privación y la insaciabilidad van de la mano. Cuando piensas que no está permitido y aun así comes, no quieres parar la que podría ser la última oportunidad de comerlo y te centras en la idea de consumir todo lo que puedas. Una vez que comas por hambre estomacal, podrás parar cuando el estómago esté saciado; sin embargo, el deseo de comer esa otra cosa que se te antojó desde un principio, quizá te lleve a seguir comiendo e ignorar la señal de que estás satisfecho. Es decir, comer una ensalada cuando lo que deseas es un trozo de carne, no te llevará a estar satisfecha, ya que no disfrutaste el momento de comer. Cuando te sientas para ingerir una comida completa sin tener tanta hambre, tampoco quedarás satisfecha porque tu falta de apetito no te dejará disfrutar plenamente los alimentos. Si, por el contrario, estás muy hambrienta cuando empiezas a comer, tus papilas gustativas no encontrarán el sabor, ya que lo harás con la idea de consumir mucho y rápido, sin centrar la atención en ti y el momento de comer. Por eso, recuerda que comer con bienestar y sin etiquetas en la comida es muy importante para encontrar satisfacción.

No necesitas sentirte llena si respondes a tu hambre estomacal. No necesitas terminarte el plato hasta que tu dedo patine sobre él, pues suficiente, a veces, significa dejar alimento en el plato. No tienes que preocuparte, puedes guardarlo para después, pedirlo para llevar o congelarlo. Comer de más también es un desperdicio, pues en lugar de irse directo a la basura pasa por la coladera de tu cuerpo dejándote triglicéridos, colesterol, agruras y, sobre todo, malestar e incomodidad, que seguramente se reflejarán en ti. Cuando te sobrealimentas, la consecuencia es sobrepeso.

Encontrar el punto de ya comí suficiente es dejar un pequeño espacio, donde el estómago aún se siente ligero y listo para la siguiente actividad, ya sea dormir, hacer ejercicio, viajar o trabajar. Nada tiene que ver la cantidad en el plato con la cantidad en el estómago y un buen disfrute en la boca.

Por más que comas hoy, no alimentarás a esa niña que se quedó con ganas de más. Aunque hoy volviera a pasar días enteros con mi amiga Eliza, no estaría dejando satisfecha a esa niña que se quedó con ganas de más. No se puede satisfacer un sentimiento con comida, ya que éste regresará cuando hayas terminado de comer. No hay comida suficiente para llenar un vacío en el corazón. Tal vez no vuelvas a comer ese platillo, pero seguro volverás a comer rico en otro momento. ¡Confía!

Entonces, darte permiso de disfrutar la comida será importante para encontrar satisfacción a la hora de comer. Procura hacerlo en un entorno agradable, en una mesa con mantel, en platos de cerámica linda y con todo lo necesario para crear una atmósfera que te lleve a disfrutar el momento. Aleja conversaciones de temas que impliquen tensión o estrés, ya que al sentirte incómoda empezarás a comer por hambre emocional. Es importante que en tu alacena y refrigerador haya variedad de alimentos, para que puedas elegir cuáles quieres incluir en cada comida. Que no los tengas en casa no quiere decir que no se te antojen, pero es mejor que te brindes el regalo de tener toda una variedad desde verduras hasta frutas, desde sopas de pasta hasta carne o pescado, desde galletas saladas hasta pan de caja.

No des por sentado que debes comerlo o terminarlo todo, pues si no te gustó, no te lo comas. Igualmente, si no es lo que esperabas, no te lo comas. Si no lo disfrutas, no te lo comas y cámbialo por otro alimento de los que preparaste o del refrigerador; y si estás en un restaurante, ordena otra cosa. No comas por compromiso con nadie, ni contigo. Darte cuenta de lo que te gusta comer y saber que mereces disfrutar la comida es vital para estar satisfecha contigo y con tu estómago.

Empezar a comer con hambre estomacal, prestándote atención mientras comes, brindándote bienestar con deliciosos sabores bocado a bocado y parando cuando el estómago ya tuvo suficiente, es el camino para encontrar la satisfacción.

Hagamos un ejercicio

La próxima vez que sientas hambre estomacal, responde primero estas preguntas:

a) ¿Qué me gustaría comer?
b) ¿Qué aroma me invita a comer?
c) ¿Quiero algo dulce, salado, agridulce o picante?
d) ¿Quiero algo crujiente, suave, cremoso, líquido, jugoso o seco?
e) ¿Quiero algo frío, caliente o a temperatura ambiente?
f) ¿Qué desea mi cuerpo (no la mente)?

g) ¿Cómo se sentirá mi estómago después de comerlo?

h) ¿Me dará satisfacción comerlo?

Una vez que hayas decidido lo que comerás, cómelo con atención. Recuerda hacer pausas, revisar si lo estás disfrutando y poner atención en tu *hambrómetro*.

ABRE LA PUERTA HACIA LOS SECRETOS DEL ALMA

Aprender a ser testigo de ti misma es notar la *importancia de comer con atención y vivir con atención* para encontrar la verdadera satisfacción de la vida. Una vez que dejas de usar la comida para saciar los apetitos del corazón, abres una puerta para escuchar los secretos del alma que has estado negando. Las necesidades, en su mayoría, se liberan de la ansiedad y los deseos se hacen tangibles; en suma, comenzarás a descubrir todos los detalles que te ayudarán a ser la mejor versión de ti.

* *Bríndate el permiso para decir "no, gracias".* Frente a un alimento que no te gusta o no apeteces, ante un evento que no estés disfrutando, a esa persona que escuchas por compromiso, a los momentos de sexo que no deseas, a la gente que no quieres ver, a todo aquello que te niega la oportunidad de estar en bienestar. En general, creemos que necesitamos un pretexto que justifique el decir "no", restándole importancia al hecho que surge del "no quiero" e invalidándonos. Sin embargo, cuando eres testigo de ti misma, notarás que tus necesidades son tan im-

portantes como las del otro. Decir "no, gracias" cuando no quieres comer o estar es escucharte y validar tus deseos.

* *Aprende a decir "sí, gracias"*. Cuántas veces te han hecho un piropo y tú respondes con "¡no es para tanto!", "¡ni me peiné!", "¡pero si estoy gordísima!", invalidando el comentario y dando por sentado que no es cierto. Si no empiezas por creer que mereces el reconocimiento de otros, no podrás aceptar o recibir cumplidos, halagos o muestras de cariño, porque simplemente *no te lo crees*. Así que sin importar si traes pijama o vestido de noche, aprende a decir "sí, gracias". Te mereces tener regalos, momentos divertidos, comer rico, ser reconocida por tu labor o por "la percha", como decía mi abuelo. Recíbelo y di "sí, gracias".

* *Aléjate de la carencia*. Muchas veces escuché que la gratitud era importante, pero yo lo veía como algo religioso o de educación, sin embargo, más adelante comprendí que ser agradecido es importantísimo para llenar el plato de la vida de cosas buenas, positivas y amorosas. Desafortunadamente, vivimos deseando lo que no tenemos, sumergidos en la mercadotecnia que nos vende artículos innecesarios, cuerpos perfectos, estatus, creando necesidades donde no las hay. Hoy, tu objetivo es encontrar bienestar y lo encontrarás percatándote de lo que sí tienes, de los momentos y situaciones que enriquecen tu vida, de los ratos de risa y amistad, de lo grandioso que es tu cuerpo porque te permite moverte, del techo que te cubre de la lluvia. Date a la tarea de agradecer todo detalle, no des por hecho

nada, todo suma en tu plato de la vida. Date cuenta de lo afortunada que eres.

* *Recupera tu sensualidad.* El cuerpo es bello por naturaleza y la desnudez es inspiración para las artes visuales. Entonces, ¿por qué te niegas a presumirte? No necesitas estar con una pareja para disfrutar de ti o de un momento sensual. Rodéate de colores, texturas, zapatos, flores, olores y sonidos que te hagan sentir a gusto contigo. Un baño caliente, un camisón sexi, sábanas suaves, una buena lectura, una mesa linda, una comida deliciosa, unas velas y música inspiradora para pasar una noche contigo o acompañada. Los vestidos, el maquillaje y los tacones que son para un día especial, ¡sácalos del clóset! Disfrútalos en un día cualquiera, regálate la oportunidad. Busca esos detalles que te has negado a usar, vestir o bailar. ¡Hazlo! Y deja que la sensualidad llene cada poro de tu piel.

* *Cambia los "debo y tengo" por "quiero".* Cada vez que actúas por el "debo o tengo que", seguramente estás haciendo caso a la voz de alguien más, ya sea por tu educación en casa o el aprendizaje de la vida. Es importante que revises si aún necesitas esas *voces*, o bien, si es *tu propia voz* la que te lleva a actuar de esa forma o a hacer tal cosa, pues cuando el deseo viene de ti, deja de ser una carga y se vuelve un motivo más para cuidarte. Los *debo o tengo* que ya no te sirven tíralos a la basura, mejor cuida y sé responsable de ti, cámbialos por un *yo quiero*: quiero trabajar, quiero cuidar a mis hijos, quiero atender mi cuerpo, quiero...

* *Aprende a estar acompañada de ti.* Cuando de verdad observas tu entorno, puedes descubrir que no estás sola, que hay un mundo de gente a tu alrededor, lugares por visitar, paisajes por observar y música o libros por disfrutar. Hay ocasiones en que nos sentimos solos porque tenemos el deseo de compartir el momento para conversar o dar una vuelta. También hay espacios donde necesitamos estar acompañadas de nosotras mismas para reflexionar, meditar, trabajar o simplemente para sentirnos y descubrir nuestros verdaderos deseos. Estar a solas, pero con nosotras, es indispensable para reconocernos y asumirnos valiosas. Recuerda que estar sola no es lo mismo que no tener pareja; cuando sólo te enfocas en la pareja, dejas de ver a los seres queridos que sí te acompañan y te quitas la oportunidad de ser tu propio sostén en la vida. Explora lugares, encuentra actividades nuevas y date la oportunidad de crear experiencias sola.

* *Un regalo diario para ti.* En tu libreta de notas haz una lista de las cosas gratificantes del día: las que te sucedieron y las que lograste. No des por hecho nada, cada detalle del día que te provocó una sonrisa o un suspiro, ¡anótalo! Mientras escribes también menciona tus sentimientos, ¡ponle nombre a lo que sientes! Siente tu cuerpo y las sensaciones, escribe con la atención puesta en ti. Empieza a llenar tu vida de cosas buenas y de grandes momentos; un gran principio es reconocerlas y darte cuenta de que te llenan de entusiasmo. Para romper con el maltrato, es necesario adquirir nuevos hábitos, re-

cuperar la amabilidad y la comprensión, incluso
una dosis de buen humor. Recuerda que tratarte de
manera agresiva y desatenta es doloroso y difícil,
pero hoy se trata de recuperarte y de procurarte
con amor.

CAPÍTULO 9

~~~~~~~~~

DE FIESTAS, VACACIONES
Y ALGO MÁS

CRÓNICA DE UNA VACACIÓN

Cuidar de ti y brindarte bienestar es atemporal, nunca está de
vacaciones ni depende de una fecha en el calendario.

MARISOL SANTILLÁN

En Texas hace mucho calor durante el verano, ¡43 grados!
Me tomé unas vacaciones con mi esposo y mis hijos, iríamos a visitar a la familia. Fui al supermercado a comprar lo
necesario para esos días; como me encantan las cerezas,
agregué a la lista una bolsa grande. Como no conocía la
tienda, me puse a caminar por cada uno de los pasillos y,
de pronto, me asaltaron las ganas de ¡quiero toooodo! Todo
lo que no encuentro en México: dulces, galletas, helados y
hasta chocolates. Mi corazón palpitaba más rápido que de
costumbre. ¿Chocolates? ¡Rara vez como chocolate! Aunque intenté distraerme, era como si algo le sucediera a mi
cuerpo, incluso sentí que mis manos temblaban. Continué
mi camino, ignorando los pensamientos que me gritaban
"¡es delicioso y nunca lo comes! Qué tanto es tantito".

Mientras caminaba y veía cada paquetito de colores, pasaban por mi mente recuerdos felices de mi niñez y adolescencia, en los que preparaba comida rica o comía todo
tipo de golosinas durante las vacaciones, que por fortuna
compartí con mi familia y primos, a quienes recuerdo con
mucho cariño, pero sobre todo con mi padre, a quien extraño cada día desde que no está con nosotros. Me encontré

228

con mi hija en uno de los pasillos y empecé a platicarle las pequeñas historias de mis antojos y recuerdos, a los que se sumaron anécdotas de cuando ella y su hermano eran bebés. Y un comentario me sacó de ese estado de melancolía: "mamá, apúrate, ¡tengo mucha hambre! Son las seis de la tarde y no hemos comido". Nos apresuramos y terminamos de comprar.

Me subí al coche y, mientras manejaba, caí en la cuenta de que en el aeropuerto había desayunado un café y un pequeño sándwich, y en el avión agua, un jugo de manzana y unas nueces con arándanos, obvio, ¡tengo hambre! Y ésa era una de las razones por las que hasta el chocolate me hablaba en la tienda y mi estómago pedía comida y mi cuerpo, descanso y comer. Quería disfrutar de la hora de cenar.

Los siguientes dos días fuimos a diferentes tiendas para conseguir materiales para el nuevo ciclo escolar. Y como es de imaginarse, también ¡de *shopping*! Compras necesarias y alguna que otra nada más por el gusto. Tuvimos que hacerlo rápido porque ya teníamos planes con la familia para el resto de las vacaciones. Los horarios de sueño y de comida fueron muy irregulares, entre el disfrute de comprar y el querer aprovechar el tiempo, dejé de prestar atención a mis necesidades reales. Comía pequeños refrigerios que traía en mi bolsa de mano, como frutos secos, semillas o cerezas.

Para el cuarto día de vacaciones, mi cuerpo empezó a protestar por el maltrato, mi cara se veía cansada, mi estómago y colon empezaban a molestarme. Decidí ponerme atención, comer como lo haría en mi casa, tener un sueño reparador y prestar atención a mis pensamientos y emociones.

Conocimos lugares impresionantemente hermosos, viajamos por carretera, platicamos hasta tarde con toda la familia. Disfrutamos de las vacaciones.

Debido al tremendo calor, empecé a retener líquidos. Mis pies se hincharon, mi cuerpo se sentía gordo y mi estómago pesado por el cambio de alimentación, de rutina y temperatura. "Necesito regresar a mi casa", me repetía constantemente. Y, nuevamente, fui curiosa de mí. "¿Quiero irme? No, quiero disfrutar de estos días y de la familia, quiero pasar tiempo con mis hijos y mis sobrinos, quiero compartir con mi esposo la dicha de tener a todos sus hermanos y papás reunidos. Entonces, ¿qué me está pasando? La responsabilidad de mi trabajo en la ciudad me dice que tengo pendientes y debo terminarlos, mis pacientes ocupan de mi asesoría, la nostalgia de mi padre ausente y extrañar que mi madre no esté conmigo como cada verano". El malestar físico me estaba incomodando. "¿Qué necesito? Platicar con alguien lo que me está sucediendo". Entonces, le robé un ratito a mi esposo para sentirme comprendida y escucharme en voz alta. Ordené mis prioridades de trabajo para atender o posponer lo necesario. Necesitaba un abrazo y sentir el cariño de mi familia, así que pedí y robé abrazos a todo el que pude.

Regresar a mí y al momento presente me ayudó a terminar las vacaciones, pues me ocupé de darme bienestar cada vez que parecía que me abandonaba. No olvidé que la primera responsabilidad es conmigo misma.

¿QUÉ PASA EN VACACIONES?

Como leíste en mi relato, entre los paseos, los horarios y el cansancio, es fácil olvidarnos del autocuidado y confundir el bienestar con entusiasmo. Algunas veces nos justificamos repitiéndonos frases como "nadie está a dieta en vacaciones", "total, regresando le meto duro al ejercicio y cierro la boca", "no hay nada saludable". Es como si una nube densa llenara nuestra mente y le diera entrada a la compulsión por todo aquello que está en la vacación: compras, letargo en lugar de descanso, comer y beber lo que no hay regularmente en casa, desveladas, tomar el sol, etcétera.

Si normalmente pasas más tiempo en la restricción y la rigidez, tal vez te prometas no dejar el ejercicio y cargues con videos para hacerlo durante esos días o hasta salgas a correr, aunque ésa no sea tu disciplina habitual; el objetivo es hacer ejercicio para no subir de peso por todo lo que estás pensando que vas a comer. Te juras que comerás sano y que tratarás de seguir una dieta. Sin embargo, para quienes hemos tenido una mala relación con la comida, todas estas promesas se vuelven un sueño porque, tarde o temprano, regresaremos a sentirnos carentes, pues la sensación de que algo nos falta despertará el hambre emocional y volveremos a la conducta conocida: comer sin hambre estomacal para tapar lo que sentimos.

En realidad, la sensación de carencia viene de la pérdida de espontaneidad y de la restricción para disfrutar libremente de las vacaciones sin juicios para tu cuerpo o tu manera de comer. Te asfixian las ideas viejas que no te llevan a darte bienestar. Nuevamente, el resultado será diferente si llevas tu atención hacia ti, a ser curiosa para saber qué quieres hacer hoy, a darte el permiso de cuidar de ti emocional y físicamente.

Recuerdo que hasta hace algunos años prepararme para salir de vacaciones incluía: hacer el itinerario del viaje, planear con la familia o con las otras personas con las que viajaríamos, los restaurantes, lugares, museos, parques y todas las actividades que realizaríamos. Parece lógico, ¿verdad? Es cierto que me gusta aprovechar al máximo la oportunidad de conocer lugares nuevos y si puedo hacer visitas culturales, mucho mejor. Cualquiera pensaría que soy una mujer precavida y organizada, pero ¡no! Todo lo hacía para saber si tendría que usar traje de baño, lo cual me llevaba directo a la dieta para poder usarlo y que *los gordos* no se salieran de su lugar. Mi planeación contemplaba saber cuántos kilos tendría que bajar antes del viaje y la ropa que llevaría en la maleta, pues era muy importante para preparar los conjuntos que me quedaban en ese momento. Debía decidir si tenía que cerrar la boca para que me entraran en la fecha del viaje.

Planeaba tanto que llegaba cansada al viaje y harta de la privación ante la comida; y entre el entusiasmo por conocer y divertirme, empezaba a probar de esto o aquello, picando de los platos de mis hijos o amigas. En los últimos días terminaba con un atracón vacacional, lo cual me hacía regresar a casa con un mal sabor de boca.

Algunos de mis pacientes me platican lo estresante que es el tiempo antes de salir de vacaciones. Al sentirse gordas, no les dan ganas de hacer nada y menos salir de vacaciones, pero ¿cómo decirle que no a su pareja o sus hijos o sus amigas? También les preocupa que al comer en restaurantes y fuera de sus horarios habituales no lo hagan con bienestar.

Si has llegado hasta esta parte del libro, ya eres otra persona. Ahora sabes que se vale ser tú misma sin mirarte a través de una talla; que obtener placer y reconocimiento depende de ti y no de la comida; que la principal herramienta para vivir satisfecha es estar en contacto contigo y ponerte atención; y que darte bienestar en todo lo que dices, piensas, haces o comes es una actitud atemporal, que nunca se va de vacaciones ni depende de una fecha.

Antes de salir de vacaciones, toma en cuenta lo siguiente:

* No hagas dieta, recuerda que esa actitud no te ha ayudado antes.
* Mete en tu maleta la ropa con la que te sientes cómoda, la que pertenece a tu hoy.
* Lleva un libro, música, la funda de tu almohada favorita o un objeto (una foto, un peluche o un brazalete) que te recuerde que se vale estar en ti y ser tú.
* Planea las actividades del viaje y disponte a gozarlas.

Durante la vacación, procura:

* Darte bienestar al atender tu *hambrómetro* y eligiendo esos platillos que te dejarán lista para la actividad que sigue.
* Recordar que no tienes que acabarte el plato sólo porque está rico; confía en que volverás a comer delicioso en tu siguiente comida.
* No dejar de mover tu cuerpo. Sé flexible, si nadaste o fuiste de excursión, ya hiciste ejercicio. Si estuviste la mayor parte del tiempo sentada, baila unas cuantas canciones y estira tu cuerpo. Todo cuenta.
* Darte un rato a solas todos los días. Puedes aprovechar para escribir en tu diario, ése que empezaste al leer este libro.
* No hacer actividades que no te apetece realizar.
* Darte la oportunidad de probar actividades nuevas y platillos diferentes. ¡Déjate sorprender!

Ten en cuenta que los cambios de altura, de clima o viajar por carretera hacen que retengamos líquidos. No es gordura, sólo hidrata tu cuerpo y bájale a la sal. No te asustes si al llegar a casa la ropa aprieta un poco; luego de algunos días de volver a tu rutina el cuerpo se recupera.

EL TERRORÍFICO MENÚ
Y EL BUFFET

Cuando estamos en el proceso de sanar la relación emocional con la comida, es natural sentir temor a la hora de comer fuera de casa, ya sea con amigos, en un restaurante o en una fiesta. No te angusties, sé comprensiva contigo y recuerda que estás reaprendiendo a vivir y a comer con bienestar.

Llegar al restaurante para comer con gusto y placer es lo último que pensaste antes de salir de casa. Y no fue un acto de magia que llegaras, pues son pocas las ocasiones en las que no tenemos opción. Estuviste de acuerdo en la hora, en el restaurante, en el tipo de comida y con quien comerías. Hoy, tú puedes opinar en las opciones, elegir si quieres ir o no y en qué lugar te apetece comer, ¡proponlo! Si habitualmente comes temprano, elige una hora que a tu *hambrómetro* le caiga bien. La distancia que recorrerás para llegar y el tráfico también son dignos de tomarse en cuenta, todo influye para que sea un momento que disfrutes; si llegas de mal humor y con cara de "fuchi" porque no te gusta el lugar, no quedarás satisfecha. Depende de ti escuchar tus necesidades y hacerle caso a tus emociones, entonces, al momento de elegir tómate en cuenta. El punto es no sentirte víctima de una situación en la que tú puedes decidir. Para los comedores emocionales es fácil hacer a un lado nuestros gustos y anhelos para cuidar de otros, ya sea por miedo al rechazo o a las ideas gordas que nos invaden. Tu opinión importa, asegúrate de decirla.

De cualquier manera, existe la posibilidad de que, aun siendo asertiva al escucharte o al expresarlo, no sea de tu total agrado el restaurante o el tipo de comida, o bien, si llegaste cansada y sin hambre estomacal, nada del menú te "haga ojitos". Al empezar a sentirte incómoda tienes dos opciones: comer por hambre emocional y quedar llena pero insatisfecha o recordar lo que has aprendido y llevarlo a la práctica.

* Date una pausa y siente tu cuerpo, reconoce y valida tus emociones.
* Siente tu *hambrómetro* y reconoce tu hambre, seguro está ahí, no importa si es poca, mucha o moderada.
* Pregúntate: ¿cómo elige un comedor natural? ¿Qué cantidad comería?
* Revisa el menú, elige lo que atrajo tu atención, no importa si es algo que podías comer en casa o si no es la especialidad. Lo que se te antojó es lo que te dejará satisfecha.
* Mientras comes haz pequeñas pausas, revisa tu *hambrómetro.*
* Las raciones en un restaurante no están hechas para ti, tómalo en cuenta.
* Si dejas comida en el plato, pídela para llevar o déjala. Escucha tu bienestar.

* Si estás en un *buffet*, pasea a solas varias veces frente a la comida, para que no te dejes influir por los cometarios de otros.
* Observa de qué tienes hambre y qué te pide tu cuerpo.
* No tienes que llenar tu plato de sabores que no combinen, de hecho, no tienes que saturar tu plato. Recuerda la cantidad que has estado comiendo en casa.
* Sirve un poco de dos o tres platillos que te apetezcan, ve a la mesa y disfruta de comerlos con atención.
* Revisa tu *hambrómetro* y decide si quieres comer más o ya está satisfecho tu estómago.
* Si quieres un poco más, paséate nuevamente por el *buffet* y elige un platillo. Al terminarlo, revisa tu *hambrómetro*.
* No tienes que probar todo el buffet y no tienes que comer compulsivamente para desquitar lo que pagaste, se trata de darte bienestar.
* Cuando sientas que estás satisfecha, aléjate del plato y sigue disfrutando de la compañía y del ambiente del lugar.
* No mantengas una conversación que te aburra o agote; procura que sea una plática amena para que el cuerpo, las emociones y el estómago trabajen en conjunto.
* Recuerda que lo que comas y cómo lo comas será lo que marque cómo te sentirás más tarde.

CUANDO ME INVITAN
Y NO PUEDO ELEGIR

Cuando nos invitan a una boda, a un cumpleaños o a un evento casual, no tenemos que ser víctimas de la presión social, pues siempre tendremos la elección de no ir, aunque hay que procurar que no sea "porque estoy gorda". Hay que elegir pasarla bien con lo que se presente.

* Si tienes hambre estomacal antes del evento, come algo ligero para posponerla.
* Puedes elegir comer en casa y dejar el postre para el evento, ¡quítate la vergüenza! No le haces daño a nadie.
* Si tienes la posibilidad de informarle al anfitrión que no comes cierto tipo de alimentos, coméntalo. Es mejor avisar que comer a pesar de tu paladar o no comer lo que te cocinaron.
* Si hay botanas previo a la comida, observa si tu hambre puede esperar para más tarde.
* Si ya tienes hambre, no piques, mejor coloca dos o tres bocadillos en un plato o una servilleta y siéntate a comerlos con atención.

* Si es un evento donde te sirven a la mesa, puedes decir "no, gracias". Recuerda que se trata de tu cuerpo y tú puedes decidir con qué lo alimentas.
* Si te gusta cierto tipo de comida o bebida, pregunta si puedes llevarla, hazte cargo de cubrir tu necesidad.
* Sin importar lo animada que estés, pausa para sentir tu hambre y detenerte al estar satisfecha.
* Si es necesario, párate de la mesa para hacer una pausa y sentir tu cuerpo.
* Si te sientes cansada o incómoda, vuelve a casa, tu tiempo de disfrutar la reunión ya terminó.
* Recuerda que se trata de darte bienestar y terminar satisfecha emocional y fisiológicamente.

EL ATRACÓN NAVIDEÑO

Para muchos es inevitable pensar que las fiestas decembrinas están llenas de eventos que nos invitan a disfrutar del rico ponche y de los suculentos platillos de la época. La conexión que hacemos entre estar felices y comer pareciera inevitable, más cuando la nostalgia por la niñez y la Navidad aparece. Olvidamos el bienestar para convertirlo en recompensa por el arduo trabajo del año, el reencuentro con familiares y amigos y, en algunos casos, para salir de vacaciones.

La Navidad nos invita a decorar con luces y colores nuestros hogares y a buscar los regalos que vamos a dar, aunque en ocasiones sea un gasto innecesario. Es como querer decorar el entorno con felicidad, pensando que eso nos dará el cobijo y la tranquilidad que estamos necesitando, pero nada de afuera calmará lo que pasa dentro de nosotros si hacemos todo lo posible para taparlo y no verlo.

Los anuncios de la radio y la televisión nos venden escenas de familias felices reunidas alrededor de una gran cena y junto a un luminoso árbol de Navidad, de padres comprando regalos para sus hijos. Sin embargo, ningún medio de comunicación hace referencia a la tristeza de algunos momentos por los que también atravesamos, es como si no existiera el permiso para estar solos, para sentirnos malhumorados por no querer encontrarnos con ciertas personas o necesitar soledad, o bien, pasar por la nostalgia de recordar a alguien que ya no está con nosotros.

Para los comedores emocionales, estas escenas o ideas en torno a la Navidad y Año Nuevo se vuelven una fuente de estrés y ansiedad, y como suponemos que "debemos estar alegres" tapamos las emociones incómodas y prohibidas con un atracón durante las fiestas. ¿Cómo decirle que no a tantos platillos que sólo se comen en esa época? ¿Cómo dejar de ir a las cenas y brindis? ¿Cómo no comprar los regalos? Y actuamos a partir de esas preguntas y no respecto a lo que verdaderamente queremos o necesitamos.

Cuando hemos estado buscando bajar de peso y las fiestas nos alcanzan, es prácticamente imposible que el miedo a engordar y recuperar el peso perdido no nos invada, entonces queremos cerrar la boca volviéndonos más estrictos al comer, sin pensar en que esto se convertirá en el resorte que nos aviente al **atracón navideño**.

Tenemos tantas ideas alrededor de esta fecha que puede llegar a ser abrumador pensar ellas:

* Esta Navidad será diferente a la anterior.
* En Navidad nadie está a dieta, el año que entra seguro.
* Tengo que bajar de peso.
* Me van a criticar por gorda.
* ¿Qué me voy a poner? Nada me queda.
* Bajo de peso ahora o seguro subiré más.

* Tantos regalos que comprar.
* No quiero ir.

En fin, ideas que nos llevan a querer dejar de estar en este momento, para detenernos en el pasado y llenarnos de tristeza por lo que ya no es. Recordamos que la Navidad pasada fue mejor y olvidamos que también tuvo momentos decepcionantes o incómodos. Pensamos que el año que llega lo haremos mejor y la vida será diferente. De alguna manera, escapamos del presente, que es donde realmente podemos estar, sentir y darnos lo que necesitamos.

Es natural que en estas fechas sintamos nostalgia, pues es un momento que invita a la reflexión; no lo evites, déjate sentir, dales cabida a las emociones para que pasen. Es humano extrañar a un ser querido que ya no está con nosotros, compartir recuerdos en la cena o brindar, y también que haya espacio para reír o pedir abrazos. El cuerpo no entiende que es época navideña, se cansa y las experiencias del día a día nos provocan sentimientos. Lo que no es normal es sumergirte en un aro de depresión, culpa y remordimiento.

Si nos olvidamos de buscar bienestar y nos dejamos envolver por las viejas costumbres navideñas, viviremos las mismas consecuencias de años anteriores: decepción y frustración por el resultado.

Recuerda que es una fecha más en el calendario y que va a pasar. Mientras estemos viendo hacia el futuro o hacia el pasado, difícilmente podremos estar habitándonos con bienestar y sintiéndonos en el presente. Y sólo es aquí y ahora donde tenemos el momento real para definir cómo nos sentimos y qué emociones deben ser atendidas. Hoy puedes crear nuevos recuerdos para el futuro.

Tips

* Si tienes ganas de estar a solas, permítete ese momento sin sentir que es un castigo.
* Ten en cuenta que no estás obligado a ir o a estar donde no quieres. Tú puedes elegir qué hacer con tu tiempo.
* No confundas recibir amor con comer; muestra tu aprecio por lo que cocinaron, comenta lo apetecible que se ve, pero no lo comas hasta que tengas hambre estomacal.
* No gastes más de lo que tienes, ser realista te permite disfrutar más y sin culpa.
* Anestesiarte con comida te hará perderte de lo bello que suceda, te sentirás culpable y arrepentido de haberlo hecho.
* Cambia la idea de que estos platillos son sólo para comerlos en estas fechas, puedes congelarlos o cocinarlos en otro momento y disfrutarlos cuando se te antoje.
* Sé consciente de la comida, no tienes por qué restringirte; cuida tu salud, no hay por qué enfermarse al comer de más, saborea cada bocado y déjalo cuando estés satisfecho.
* Come exactamente lo que sabes que te dará bienestar por su sabor y porque al cuerpo le caen bien, respóndele sanamente a tu hambre estomacal.
* No te salgas de rutina con el ejercicio, date un tiempo para hacerlo, esto te llenará de satisfacción.
* Escucha tu cansancio, darte tiempo para reponerte también es importante.

* Hidrata tu cuerpo durante el día; recuerda que la sed se confunde con hambre.
* Expresa tus sentimientos, pide lo que necesitas, sé proactiva al crear nuevas tradiciones.
* Dile a las personas que las quieres cuando te nazca, no aprietes tu garganta.
* Elige un regalo para ti.
* Recuerda que se vale decir "no, gracias" a lo que sea.
* Cada vez que tengas tu plato de comida enfrente, date bienestar bocado a bocado.
* Si tienes dudas sobre cómo comer, revisa las recomendaciones de qué hacer en restaurantes y fiestas.
* No te prometas que en enero empezarás la dieta, eso te llevará a sentirte insatisfecha en el momento presente y al atracón Guadalupe-Reyes.

Recuerda que tratarte con amor en estas fechas significa que cuando tengas hambre estomacal comerás con gusto y disfrutarás los sabores de la Navidad. Cuando tengas hambre emocional de un abrazo, de una palabra, de compañía o de un espacio a solas, ten presente que darte amor significa contar con la oportunidad de pedir y recibir lo que necesitas, así que pídelo.

¡Mereces pasar una linda Navidad
y un excelente cierre de año!

CAPÍTULO 10

~~~~~~~~~~

TE DESEO LUZ EN TU CAMINO

LA LUZ DE REFRIGERADOR, MI COMPAÑÍA

A continuación, te comparto la historia que escribí para el libro *El valor está en ti*, para la Fundación Valores Mujer, en coautoría con Marilú Rasso y Celina Rodríguez.

Está oscuro, sólo la luz tenue que sale del refrigerador alumbra el festín que tengo delante de mis ojos. Siento entre los dedos el espagueti frío y la salsa roja que se escurre por mis muñecas; sigo comiendo apresuradamente, veo el reloj de la pared y, por la poca luz, no distingo bien la hora. Mis padres están a punto de regresar del teatro. "¡No me pueden ver sentada en el piso tragando de esta manera!", pienso mientras tomo el pastel de cumpleaños de mi madre y lo muerdo con desesperación.

Las lágrimas se me escurren por las mejillas y la blusa de mi pijama parece una bandera de mil colores; entre la salsa de tomate, el chocolate y la leche ya no logro ver los dibujos de la tela. Me levanto rápidamente al escuchar que llega un coche, guardo todo, limpio los rastros que puedan acusarme y corro a mi cuarto. Apago la luz y entro a mi cama con el corazón acelerado y lleno de dolor.

Parece que fue ayer cuando tenía que comer por las noches, a oscuras y escondiéndome de mis padres, quienes soñaban con tener una hija delgada y deportista. Se cansaron de pagarme doctores y dietas que no funcionaron. Creo que vivieron decepcionados de mí hasta el día en que me gradué como dentista, con varios kilos menos y dientes perfectos. Nunca les dije que yo también me regañaba cada vez que rompía una dieta y volvía a recuperar los kilos perdidos; jamás me vieron llorar. Sin embargo, yo sí escuché a mi madre llorando en brazos de mi padre porque no sabía cómo ayudarme a bajar de peso, cómo alejarme de esa vida de gorda que, seguramente, me haría tan infeliz.

Mientras estudiaba la carrera de Odontología, conocí a una persona que me ayudó a bajar de peso; fue una gran amiga, pasamos momentos muy divertidos, salíamos con amigos, estudiábamos juntas y devorábamos todo nuestro presupuesto del fin de semana en la tiendita que estaba afuera de la universidad. Algunas veces esperábamos hasta llegar a la casa en la que no hubiera papás que nos regañaran por comer, y eso de escondernos lo hacía aún más divertido. Había encontrado una cómplice que también se ocultaba de la gente para comer, ella compartía conmigo la frustración de que los pantalones ya no le cerraran. Y en vez de juzgarme, me daba consejos para disimularlo y que nadie lo notara. ¡Por fin alguien me entendía y comía conmigo!

Ella había entrado a la carrera porque quería arreglarse los dientes, los tenía muy maltratados a pesar de cuidarlos. Un buen día llegó con dientes perfectos, ¡se veía guapísima! Al poco tiempo, bajó un poco de peso, fue entonces cuando le pregunté cómo lograba comer igual que yo y estar perdiendo peso. "¡Es muy fácil! Te voy a contar mi secreto: vomitar después de comer. Así engaño a la mente, como lo que quiero y después lo saco de mi cuerpo".

Me pareció una gran idea y, desde ese día, Marina y yo nos volvimos cómplices de una aventura más: comer y vomitar. Aunque la pérdida de peso no era significativa, por lo menos no aumentaba de talla.

Al principio era difícil ocultárselo a mis padres, me la pasaba inventando dolores de estómago y enfermedades que justificaran tanto tiempo en el baño y el ruido. Sin embargo, con la práctica me volví una experta en hacerlo rápido y en silencio. Cerca de la graduación tuve que ponerme dientes nuevos para disfrazar mi conducta. Me resultaba perfecto que no tuviera que pagar por ellos y que sirviera como práctica para mi carrera profesional.

A pesar de estar un poco más cerca del peso que decía mi madre, las lonjas y los insultos siempre me acompañaban. El enojo por estar contando las calorías de cada platillo era desgastante, incluso agotador por momentos. Los días en los que más triste me sentía, volvía a la luz tenue de la cocina, buscaba consuelo en los refractarios y bolsas dentro del refrigerador. Mis padres ya no me custodiaban la comida, pues finalmente ya no tenían una hija tan gorda. Antes de volver a dormir, luego de mi amarga cita con el refrigerador, iba al baño, vomitaba, cepillaba mis dientes y me metía a la cama.

Me seguía sintiendo igual, una hija gorda con la vida tan infeliz que mi madre imaginó que yo tendría. Algunas veces me encerraba en la regadera para llorar mientras me daba un baño. Deseaba con todas mis fuerzas tener novio, añoraba poder formar una familia, pero con este cuerpo lleno de curvas... ¿quién se fijaría en mí?

Entré a trabajar al consultorio de un amigo de mi padre, quien me dio mi primera oportunidad profesional. Ahí conocí a su hijo, Federico, que había terminado un año antes la carrera y que quería ser tan buen dentista como su padre. Pasábamos mucho tiempo en el consultorio, era muy divertido estar con él; sus bromas y su hermosa sonrisa hacían que las horas de trabajo pasaran muy rápido. Con el tiempo nos hicimos muy buenos amigos. Cuando él estaba por terminar la especialidad en ortodoncia, me pidió que fuera su pareja en la graduación. No lo podía creer, ¡se había fijado en mí!

Empezamos a salir y con la convivencia cada vez más cercana, se dio cuenta de mi truco para no subir de peso. "¿No te das cuenta? ¡Te estás haciendo daño! Tus malestares estomacales no son una simple gastritis. Estás enferma, te estás destruyendo. No puedes simplemente comprar la salud como lo hiciste con tus dientes".

Con su amor y apoyo me fui percatando de mi enfermedad. Soy bulímica. Y aunque sé que es algo con lo que viviré, lo he podido superar gracias al gran amor que él me tiene, a su paciencia y a mi constancia al asistir cada semana con la terapeuta.

Tuve que superar mi inseguridad y empezar a creer en lo valiosa que soy; reconocer que los logros, como terminar una carrera y tener a tantos niños en consulta que, además, me quieren, se deben a mi esfuerzo y al amor con el que hago mi trabajo, y que nada tienen que ver con los números en una báscula o con la etiqueta de un pantalón. Comprendí que mientras no pudiera aceptarme como un ser humano más allá de querer ser perfecta, no habría vestido que puesto en mi cuerpo se viera lindo.

Tuve noticias de Marina, hacía un par de años que sabía poco de ella. Estuvo viviendo en el extranjero y sus llamadas eran escasas. Me llamó su madre: Marina había sido víctima de su trastorno alimenticio, y después de estar internada varias semanas en el hospital, murió.

Nuevamente estoy parada en la oscuridad de la cocina, acompañada de la luz que sale del refrigerador, algunas lágrimas de tristeza escurren por mis mejillas; contemplo los refractarios y recuerdo el largo camino que he recorrido hasta el día de hoy. Rompo en llanto rememorando a Marina y el dolor que por tanto tiempo nos hizo cómplices. Tomo la leche de almendras y sirvo dos tazas de té de manzanilla, una para mí y otra para Federico, mi esposo.

RECOMENDACIONES FINALES

Los viejos hábitos son difíciles de romper, ya que se gesta-ron en nosotros con algún propósito, por ejemplo, usar la comida para aliviar el dolor. Cambiar implica modificar conductas y asumir el compromiso para hacerlo. El cam-bio no es lineal, tendrá subidas y bajadas, será como una espiral, donde las conductas anteriores aparecerán, es-pecialmente cuando te encuentres bajo estrés; sin embar-go, confía, el trabajo que has venido haciendo te ayudará a sobrellevarlo de manera más fácil. Cada vez te será más sencillo reconocer tus emociones y podrás lidiar con ellas desde otro lugar menos amenazante y sin la comida de por medio.

Recuerda que cada vez que tienes un plato de comida enfrente es un pretexto para cuidar de ti y que cada cos-tumbre anterior que te lleva al refrigerador, a la alacena o la tiendita sin hambre estomacal es una llamada de aten-ción para mirarte por dentro. Practicar esta nueva forma de comer y de vivir con atención significa darte bienestar y, tarde o temprano, tu cuerpo empezará a reflejar el cuida-do que le das.

Si no lo lograste esta vez, acuérdate de que
puedes volver a intentar.

Te invito a que revises tus anotaciones y reflexiones durante esta lectura, pues este aprendizaje guiará tu camino hacia ese maravilloso encuentro de *ser la mejor versión de ti*, honrando cada paso dado hasta hoy y aceptando cada parte de tu cuerpo, ésas que te permiten abrazar y ver a tus seres queridos. Procura ese cuerpo que te pide cuidados y que tiene prisa de sentirse amado.

Sólo las muestras de amor
pueden traer amor.

En este libro he dejado un pedacito de mi historia y de mi vida y he puesto lo mejor de mí. Lo escribí para guiar a otros a sanar su relación emocional con la comida y di voz a personas que han trabajado codo a codo conmigo. Espero, de todo corazón, que nuestra experiencia pueda darle luz a tu camino.

PARA ESTAR EN CONTACTO

Para más detalles sobre los próximos eventos de Mi relación emocional con la comida®, te invito a visitar mi sitio web www.marisolsantillan.com.mx, donde también encontrarás algunas entrevistas.

También puedes seguir mis publicaciones vía **Facebook** en Terapeuta Marisol Santillan, entrar a mi canal de **YouTube** marisol santillan terapeuta, Instagram @terapeutamarisol.santillan o a mi **Twitter** @terapeumarisol. Si quieres información para tomar terapia individual o de grupo, escríbeme un correo a: informes@marisolsantillan.com.

REFERENCIAS BIBLIOGRÁFICAS

Chozen Bays, Jan. *Comer atentos. Guía para redescubrir una relación sana con los alimentos*. Barcelona: Editorial Kairós, 2013.

Dethlefsen, Thorwald y Rüdiger, D. *La enfermedad como camino. Un método para el descubrimiento profundo de las enfermedades*. España: Debolsillo Clave, 2014.

Enciclopedia de la Salud, Dietética y Psicología. Recuperado de https://www.facebook.com/Enciclopedia-de-Salud-Diet%C3%A9tica-y-Psicolog%C3%ADa-300067100709/.

Fairburn, Christopher G. *Overcoming Binge Eating*. New York: The Guilford Press, 1995.

Hirschmann, Jane R. y Munter, Carol H. *La obsesión de comer. Cómo superar la compulsión hacia la comida*. Barcelona: Ediciones Paidós Ibérica, 1988.

Kabatznick, Ronna. *El Zen de la alimentación. Respuestas milenarias para la salud de la mente y el cuerpo*. Barcelona: Oniro, 1999.

Koenig, Karen R. *The rules of normal eating*. Estados Unidos: Gürze Books, 2005.

Loring, Sasha T. *Eating with fierce kindness: a mindful and compassionate guide to losing weight*. Canadá: New Harbinger Publications, 2008.

Muñoz Polit, Myriam. *Emociones, sentimientos y necesidades. Una aproximación humanista*. México, 2010.

Roth, Geneen. *Cuando la comida es más que comida*. Barcelona: Urano, 2011.

Santillán C., Yolanda. *Por ser así... Descubriendo tu potencial humano*. México: Frovel, 2014.

Virtue, Doreen. *Losing your pounds of pain*. Estados Unidos: Hay House, 1994.

Taller

Taller vivencial "La comida, mis emociones y yo®", con Aideé Marisol Santillán Chávez y Adriana Esteva Rangel.

AGRADECIMIENTOS

A mi esposo don Cachuy, por su invaluable amor y apoyo para lograr mis sueños.

A mi Chiquitina y mi Champ, mis hijos, que pacientemente me esperaban mientras yo escribía, y también por su amor y apoyo.

A mi madre, por ser una gran maestra y haberme ayudado a encontrar un camino de vida, ¡te amo, Güera!

A mi papi, quien fue un gran maestro, un cómplice incondicional y por su infinito amor que sigue calentando mi corazón. ¡Te amaré siempre, Santi!

A mis hermanos, por ser el mejor apoyo y ejemplo a seguir.

A todos y cada uno de los participantes de mis talleres y a los pacientes en terapia, por la confianza de haberme permitido acompañar un momento de su vida.

A Jorge Picasso, Jorge Molet y Aarón Olvera, por haberme apoyado e impulsado y por creer en mí.

A Ale Velasco, por ayudarme a confiar en que podía escribir y no dejarme desistir.

A Maggie Lignan, por ser una maravillosa guía de mis palabras.

A Tamara, por estar presente siempre en este proyecto de vida y por su desinteresado apoyo.

A Betty, Lety, Norma y Ana, por ser un pedacito de la semana que será inolvidable. Dejarme aprender a su lado ha sido maravilloso.

A ti que me permitiste contar tu historia.

Amigas de mi corazón, a cada una de ustedes, gracias por su apoyo al caminar conmigo.

Aprende de tu hambre emocional y libérate de la dieta de Marisol Santillán
se terminó de imprimir en marzo de 2022
en los talleres de
Litográfica Ingramex, S.A. de C.V.
Centeno 162-1, Col. Granjas Esmeralda, C.P. 09810
Ciudad de México.